- 陕西省社会科学基金重点项目资助
- 国家社会科学基金重大项目资助

基层医疗卫生服务能力研究

以陕西省为例

JICENG YILIAO WEISHENG FUWU NENGLI YANJIU

毛瑛　何荣鑫　杨三忠◎著

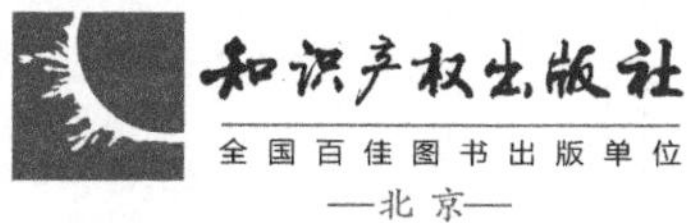

知识产权出版社

全国百佳图书出版单位

—北京—

图书在版编目（CIP）数据

基层医疗卫生服务能力研究：以陕西省为例/毛瑛，何荣鑫，杨三忠著．—北京：知识产权出版社，2025．6．—ISBN 978－7－5130－9684－3

Ⅰ．R199．2

中国国家版本馆 CIP 数据核字第 2025E97R99 号

内容提要

本书基于对陕西省基层医疗卫生服务能力的文献研究、现状研究、存在问题及影响因素研究，从管理层面、运行层面、保障层面提出基层医疗卫生服务能力的提升机制，为解决陕西省基层医疗卫生机构发展不平衡不充分的矛盾、有效缓解群众“看病难”这一突出问题提出了可操作化的对策建议。

责任编辑：程足芬　　**责任校对**：潘凤越

封面设计：邵建文　马倬麟　　**责任印制**：孙婷婷

基层医疗卫生服务能力研究

以陕西省为例

毛　瑛　何荣鑫　杨三忠　著

出版发行：知识产权出版社有限责任公司　　**网　　址**：http：//www.ipph.cn

社　　址：北京市海淀区气象路50号院　　**邮　　编**：100081

责编电话：010－82000860 转 8390　　**责编邮箱**：chengzufen@qq.com

发行电话：010－82000860 转 8101/8102　　**发行传真**：010－82000893/82005070/82000270

印　　刷：北京中献拓方科技发展有限公司　　**经　　销**：各大网上书店、新华书店及相关专业书店

开　　本：720mm×1000mm　1/16　　**印　　张**：15

版　　次：2025 年 6 月第 1 版　　**印　　次**：2025 年 6 月第 1 次印刷

字　　数：188 千字　　**定　　价**：88.00 元

ISBN 978－7－5130－9684－3

出版权专有　侵权必究

如有印装质量问题，本社负责调换。

前　言

中共中央办公厅、国务院办公厅印发的《关于进一步完善医疗卫生服务体系的意见》中指出：强化城乡基层医疗卫生服务网底。加强乡镇卫生院和社区卫生服务中心规范化建设，发展社区医院，健全临床科室设置和设备配备。强化常见病多发病诊治、公共卫生、健康管理和中医药服务能力，提升传染病筛查、防治水平，加强重大慢性病健康管理，开展居民心理健康指导，增强乡镇卫生院二级及以下常规手术等医疗服务能力。这些任务都需要基层医疗卫生机构有能力接得住、管得好。

鉴于基层医疗卫生服务能力在医疗卫生服务体系中的重要地位和作用，毛瑛教授团队受陕西省社会科学基金重点项目资助，对陕西省基层医疗卫生服务能力开展评估研究。基层医疗卫生服务体系是一个完整的系统，系统中各个服务机构在充分发挥自身功能的同时应相互协同、联动合作，这样才能保障整个系统的有效运作。基于对陕西省基层医疗卫生服务能力的文献研究、现状研究、存在问题及影响因素研究，从管理层面、运行层面、保障层面提出基层医疗卫生服务能力的提升机制。

目　录

第一章

绪 论

第一节 研究背景

当前的“看病难”问题主要表现在大医院人满为患，而基层医疗卫生机构门可罗雀。从供给侧看，基层医疗服务能力不足与城市大医院同质化服务并存，基层医疗卫生资源总量不足，结构与分布不合理，影响了基层医疗卫生服务质量。中国西部地区普遍存在基层医疗卫生机构缺人才、缺技术、缺管理的问题，针对中西部地区培养的各种类型的人才计划，一直以来也存在着引不来、下不去、留不住的问题。从需求侧看，群众健康意识、生活方式、就医习惯有待改善，居民健康素养水平整体不高，对基层医生不信任，小病到“大医院”的就诊习惯仍未改变，分级诊疗步履维艰。因此，以提升基层医疗卫生机构服务能力作为医药卫生体制改革的突破口，具有深刻的现实背景和战略意义。

一、“强基层”是我国医疗卫生体系发展的战略内容

习近平总书记在多次会议中指出，“没有全民健康，就没有全面

小康"。2016 年 8 月，中共中央政治局召开会议，审议通过《"健康中国 2030"规划纲要》，十八届五中全会首次将"健康中国"上升为国家战略，明确提出了"以人民健康为中心，以基层为重点，以改革创新为动力"的战略主题，要求"建立不同层级、不同类别、不同举办主体医疗卫生机构间目标明确、权责清晰的分工协作机制"，努力为人民群众提供"公平可及、系统连续的卫生健康服务"，"有质量的、可负担的健康服务"。显而易见，"健康中国"建设的核心目标正是建立一个"以基层为重点"的连续性、整合型医疗卫生服务提供体系。

自 2009 年"新医改"启动实施以来，国家就确立了"保基本，强基层，建机制"的改革战略，并把"强基层"作为缓解人民群众日益突出的"看病难，看病贵"问题的根本途径之一。党的十九大报告提出，加强基层医疗卫生服务体系和全科医生队伍建设。《"十三五"深化医药卫生体制改革规划》中的重点任务之一即提升基层医疗卫生服务能力，完善基层管理和运行机制。2017 年 3 月，国家卫生计生委办公厅与国家中医药局办公室联合印发《基层医疗卫生服务能力提升年活动实施方案》，提出大力推进家庭医生签约服务、提升门诊医疗服务能力、提升急诊急救能力等十项重点工作。2018 年 9 月，国家卫生健康委员会、国家中医药局发布《关于开展"优质服务基层行"活动的通知》，在服务水平方面强调门诊医疗服务能力、急诊急救能力、住院能力、中医药和康复服务能力、检验检查服务能力五大能力提升。

新冠疫情期间，基层成为疫情防控的重要力量。2020 年 2 月，统筹推进新冠肺炎疫情防控和经济社会发展工作部署会议在北京召开，习近平总书记在会议上强调"要健全公共卫生服务体系，优化医疗卫生资源投入结构，加强农村、社区等基层防控能力建设，织密织牢第一道防线”。2020 年 3 月，国家卫生健康委发布《国家卫生健康委办公厅关于基层医疗卫生机构在新冠肺炎疫情防控中分类精准做好工作的通知》，对疫情期间基层医疗卫生机构开展工作做出部署。2020 年 4 月，民政部、国家卫生健康委印发《新冠肺炎疫情社区防控与服务工作精准化精细化指导方案》，根据疫情防控形势变化进一步完善应急处置和常态化防控相结合的机制与措施，提高社区防控与服务工作精准化精细化水平。2020 年 7 月，国家卫生健康委印发的《关于全面推进社区医院建设工作》强调，疫情防控暴露出薄弱环节，需要进一步通过加强资源配备和信息化建设、防治结合，强化传染病防控能力等手段提升能力。

配合国家政策，陕西省也发布一系列政策文件，致力于通过多项措施提升基层医疗卫生服务能力。2017 年 7 月，陕西省政府发布《关于进一步推进医疗联合体建设和发展的实施意见》，提出到 2020 年，实现省内医疗资源有效共享，县镇医疗服务能力进一步提升的工作目标。2017 年 8 月，陕西省政府印发《陕西省“十三五”深化医药卫生体制改革实施方案》，将提升基层医疗卫生服务能力作为重点任务之一。

二、基层医疗卫生机构是预防为主要健康需求的载体

进入 21 世纪，我国人口年龄结构和疾病谱发生了深刻变化，慢性非传染性疾病逐渐代替传染性疾病成为危害居民健康的最主要因素。一方面，老年人、妇女、儿童，尤其是处于生活基础设施和医疗条件不足的农村地区的该类人群，均是健康风险易感人群，也是当前健康管理和促进工作的重点人群；另一方面，慢性非传染性疾病跟踪、管理服务的长期性、连续性，使其在城市医疗机构的治疗

和康复成本极高，同时是对优质医疗资源的极大浪费。特别是新冠病毒带来的新的传染病给全球人民生命健康带来了巨大影响。我国农村对这类传染病的防控还有一些衔接不顺畅的地方，究其原因与基层卫生服务能力、医技短缺密切相关。因此，基层医疗卫生机构是有效满足全民健康需求的最佳主体，基层卫生人才又是机构正常运行的关键，也是城乡居民健康守门人。

三、基层医疗卫生服务是医药卫生体制改革的把手

新医改对阻碍医疗卫生服务体系健康发展的诸多问题不断纠正，建立国家基本药物制度，破除以药养医；完善医疗服务和公共卫生体系，努力提升基本医疗和基本公共卫生服务水平；完善医疗保障体系，初步建成以基本医疗为主体，多种形式保障共同发展的全民医保体系。尽管新医改成果显著，但医疗服务体系在结构上仍存在问题：医疗卫生体系中基层医疗卫生机构能力较弱，“以医院为中心，倾向于入院治疗而不是注重基层医疗卫生机构的服务”的积疾仍未解决，基层医疗卫生机构，尤其是乡镇和村医疗卫生机构，难以分得医疗服务的一杯羹。医疗服务提供者在各层级间缺乏服务整合，城市医疗集团服务规模日益扩大，对基层人才、患者不断虹吸，这一恶性循环不断加剧了基层医疗卫生机构医疗服务能力弱化，形成两极分化。在此背景下，“强基层”的重要性与迫切性再次凸显。

结合上述背景，本研究通过对基层医疗卫生服务能力开展了政策分析、二手数据收集、现场调查研究，及时、准确、动态地了解基层医疗卫生服务能力现状，对存在的问题及影响因素做了深入剖析，从而为解决卫生健康改革发展中的不平衡不充分矛盾，有效缓解群众“看病难”这一突出问题提出对策建议。

第二节 研究目的及内容

一、研究目的

本书拟通过对既往政策梳理、现场调研、统计分析、专家咨询等方法，对陕西省基层医疗卫生服务能力进行评价，并提出提升基层医疗卫生服务能力的对策建议。首先，通过对既往相关政策回顾研究，为评价基层医疗卫生服务能力提供理论支持。其次，运用问卷调查与访谈等方法采集数据资料，对样本社区卫生服务中心、乡镇卫生院和村卫生室的资源配置现状及医疗卫生服务提供、利用情况等进行深入调查。再次，使用定量分析方法对服务能力进行评价，并挖掘基层医疗卫生服务能力建设中存在的问题。最后，依据数据分析结果，从管理层面、运行层面、保障层面三方面提出提升基层医疗卫生服务能力的对策建议。

二、研究意义

1. 为系统评价基层医疗卫生服务能力提供新的体系框架

基于能力内涵与结构理论，以国家政策对基层医疗卫生服务定位为导向，面向居民需求，以多元视角构建适用于静态描述与动态追踪的评价指标体系，定性与定量相结合，对陕西省基层医疗卫生服务能力实施全方位、多层次评价。

2. 对研究基层医疗卫生服务能力提升机制具有可操作的现实意义

立足城镇化、人口老龄化、人口流动、疾病谱变化等社会大环境，在基层医疗卫生服务能力结构概念模型、逻辑模型与实证分析、政策模拟的基础上，提出基层医疗卫生服务能力提升战略理论框架，构建基层医疗卫生服务能力提升机制具有可操作的现实意义。

三、研究内容及框架

为了便于解释现存问题、找到解决问题的路径，本书以陕西省作为研究案例，用解剖麻雀的研究思路，希冀从案例研究中，找到共性和个性问题，针对不同类型的问题，找到解决的路径。

1. 研究内容

（1）基层医疗卫生服务能力建设现状分析

选取陕西省有代表性的县区，从医疗卫生服务供给与需求角度分析基层医疗卫生服务能力建设现状。从供给侧，一方面，搜集2015—2018 年各基层医疗卫生机构的相关数据，包括社区卫生服务中心及站点、乡镇卫生院和村卫生室的基础设施、仪器设备配置、人力资源、财力资源及卫生服务提供等数据，通过对所搜集数据进行清洗、整理和分析，了解目前陕西省卫生服务能力建设的现状；另一方面，通过对基层医疗卫生机构医护人员及管理人员进行访谈及问卷调查，了解能力建设基本情况。从需求侧，通过了解基层医疗卫生机构就诊的居民满意度情况，映射基层医疗卫生服务能力建设情况。

（2）基层医疗卫生服务能力影响因素研究

通过对陕西省基层医疗卫生服务能力现状研究，从内部因素与外部因素分析影响基层医疗卫生服务能力关键因素。内部影响因素是基于现状分析结果寻找，并找出存在问题；外部因素是通过分析陕西省医改政策环境、经济社会发展等因素，阐释外部因素与基层医疗卫生服务能力的关系。

（3）提升基层医疗卫生服务能力 SWOT 分析

本研究采用 SWOT 分析并引入 PEST 分析法，结合两种方法构建 SWOT－PEST 分析矩阵模型，对基层医疗卫生服务能力提升进行系统分析。优势为基层医疗卫生服务价格低、报销比例高于其他级别医疗机构，基层医疗卫生机构距离近；劣势为基层医疗卫生机构服务能力下降、基层医疗卫生机构资源短缺；机遇为政府大力推动基层医疗卫生机构能力提升、资金投入持续增加、居民健康需求不断提高、国外基层医疗卫生服务能力提升经验值得借鉴；挑战为政策冲突、政策落实困难、其他医疗机构患者及医生双虹吸、居民对基层医疗卫生机构信任度不高。

（4）基层医疗卫生服务能力提升存在的问题及对策建议

基层医疗卫生服务体系是一个完整的系统，系统中各个医疗卫生机构充分发挥自身功能的同时，应相互协同、联动合作，这样才能保障整个系统的有效运作。基于对陕西省基层医疗卫生服务能力的文献研究、现状研究、存在问题及影响因素研究，从系统层面、组织层面、个人层面提出基层医疗卫生服务能力的提升机制。

2. 研究框架

本书通过文献研究、问卷调查、专家咨询、案例分析、文本分析、质性访谈等方法，从管理制度、资源配置、服务供给、需方满意度等四个方面全面分析陕西省基层医疗卫生服务能力现状，发现陕西省基层医疗卫生服务能力提升中存在的问题，通过能力影响因素分析，从陕西省基层医疗卫生服务能力提升中找出弱项以及短板，提出陕西省基层医疗卫生服务能力有效提升的对策建议。具体研究框架见图1－1。

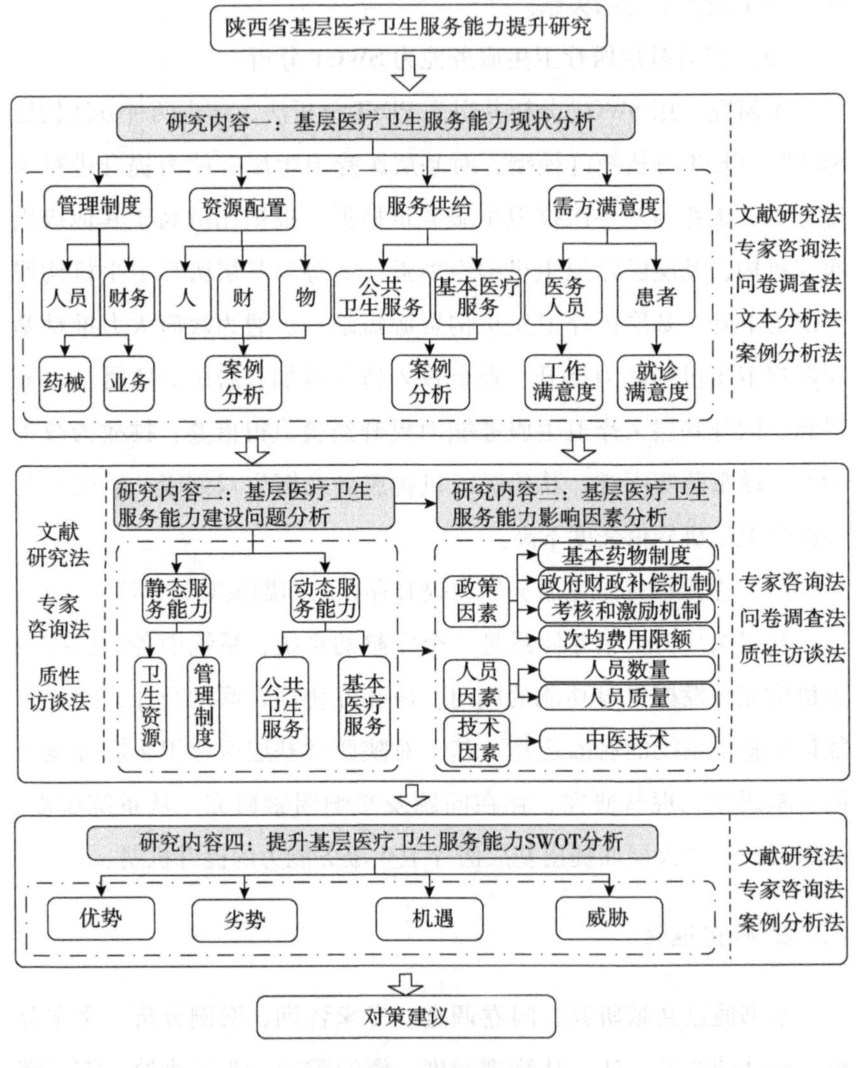

图1－1　研究框架

第三节　研究设计

一、资料来源

1. 文献资料检索收集

本书所使用的文献资料包括三部分：

1）期刊论文。借鉴系统综述文献检索策略，使用主题词或关键词的检索办法，分别在中国学术期刊（网络版）（CAJD）、中国学术期刊数据库（CSPD）、VIP 维普期刊数据库、PUBMED、Web of Science 核心期刊数据库等进行中英文文献的检索与获取。

2）统计年鉴数据。本书中所使用的统计年鉴数据主要为历年来中国卫生和计划生育统计年鉴数据、陕西省卫生事业发展统计公报、陕西卫生计生统计年鉴（陕西卫生健康统计年鉴）等，获取渠道为中国经济与社会发展统计数据库、陕西省卫健委和陕西省人社部门。

3）政策文本内容。本书对基层医疗卫生服务能力提升政策进行了回溯分析，其中涉及的相关政策通过网站检索获得，检索网站包括中华人民共和国中央人民政府网站、国家卫生健康委员会网站、国家发展和改革委员会网站、陕西省卫生健康委员会网站以及各调研地卫生健康局网站等。

2. 实地调查数据收集

本书实证数据来自笔者所在西安交通大学公共政策与管理学院

毛瑛教授课题组于2019年在陕西省关中、陕北、陕南开展的基层医疗卫生服务能力实地调研。陕西三大区域关中、陕北、陕南边界明确、泾渭分明。自然地理的明显差异使上述三大区域形成了三大经济社会板块。三大板块地理环境不同，资源禀赋各异，经济基础有别。一直以来，陕西省各项政策布局坚持因地制宜、因地施策的思路，旨在推动三大区域协调发展。本书结合陕西省地理特点，在陕南、陕北、关中三个典型地区选取延安市子长市、渭南市澄城县、宝鸡市扶风县、安康市汉滨区以及榆林市神木市为样本，对样本地区卫生管理部门、县（区）医院、乡镇卫生院以及村卫生室开展调研。实地调查数据主要包括：

1）政策资料。收集各级政府、卫生部门、人社部门等在基层医疗卫生服务能力提升的领导讲话、政策文件、年度总结报告等；收集各地基层医疗卫生机构的相关制度文本、年度运行报告等相关资料。

2）机构调查。采用调查表对各调查地卫生部门和原医改办进行调查，收集政府政策落实情况，包括组织领导情况、发文情况、工作部署情况、基层医疗卫生服务能力提升试点启动情况、工作进展等。利用基层卫生机构调查表对基层医疗卫生机构历年运行数据进行调查，包括床位设置、卫生人力情况、医疗服务情况、医院资产负债、医疗费用、医院收支、社会责任落实、改革进展、改革项目，以及相关政策落实情况等。

3）医护人员和患者调查。对医护人员开展问卷调查，主要包括医护人员基本信息、收入与工作压力、满意度等。每次调查中随机选取门诊患者和住院患者进行调查，了解其对医院基本设施、医疗服务提供、医疗费用及总体的满意度等。

4）定性访谈。每次调查均对各调查地政府相关领导、卫生部门领导、人社部门领导、基层医疗卫生机构负责人、相关科室主任、医生代表和护士代表进行访谈，了解其对基层医疗卫生服务能力提升的政策制定、政策实施、取得成果的了解情况，以及存在问题等。

二、基层医疗卫生服务能力分析框架

根据文献研究，从资源配置、服务提供和需方满意度三个维度，构建基层医疗卫生服务能力分析框架，见图1－2。

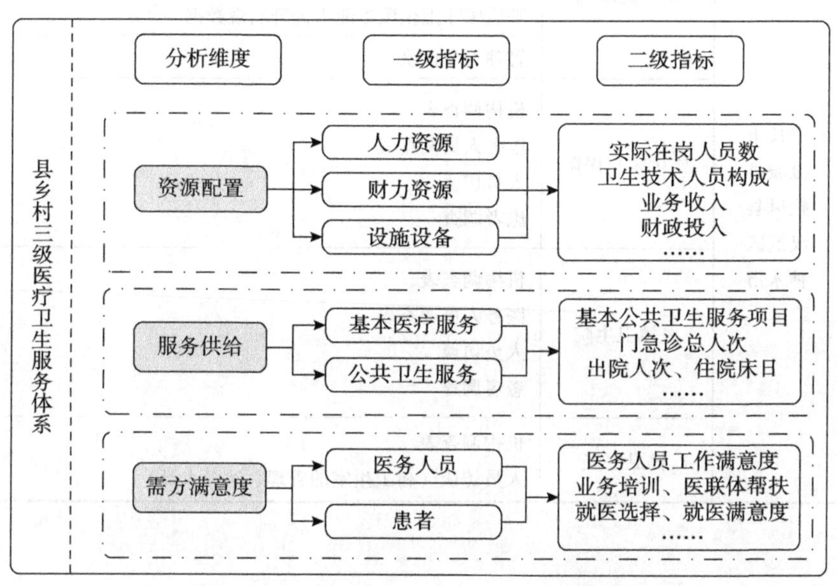

图1－2 基层医疗卫生服务能力分析框架

三、研究对象及分布

本书结合陕西省特点，在陕南、陕北、关中三个典型地区选取延安市子长市、渭南市澄城县、宝鸡市扶风县、安康市汉滨区以及榆林市神木市为样本，对样本地区卫生管理部门、县（区）医院、乡镇卫生院以及村卫生室开展调查。共访谈行政部门及基层医疗卫生机构管理人员 32 人，访谈基层医疗卫生机构医务人员 35 人；对 800 名医务人员以及 100 名患者开展问卷调查。调研对象及分布见表 1 –1。

表 1 –1　调研对象及分布

<table>
<tr><th>调查地区</th><th>调查机构</th><th>对象及调查内容</th></tr>
<tr><td rowspan="6">子长市
澄城县
扶风县
汉滨区
神木市</td><td rowspan="3">卫生健康局</td><td>基层医疗卫生服务能力提升相关政策文件、工作报告、年度规划（电子版）</td></tr>
<tr><td>基层医疗卫生服务能力提升宏观数据</td></tr>
<tr><td>管理人员访谈</td></tr>
<tr><td>县（区）医院</td><td>机构调查表
医务人员调查表
人员访谈
患者调查</td></tr>
<tr><td>乡镇卫生院</td><td>机构调查表
医务人员调查表
人员访谈
患者调查</td></tr>
<tr><td>村卫生室</td><td>机构调查表
人员访谈（村卫生室的管理、医务人员）</td></tr>
</table>

四、调研内容及方法

1. 调研内容

（1）卫生健康局

首先，由卫健部门提供基层医疗卫生服务能力提升的相关政策及配置制度、工作报告、年度规划；其次，提供基层医疗卫生服务能力提升的宏观数据；最后，对相关人员进行访谈，包括基层医疗卫生服务能力建设政策目的、管理机制、运行机制、运行现状、政策影响、政策实施成功经验和存在问题、政策发展趋势等。

（2）基层医疗卫生机构

通过发放调查表及访谈，收集医院、乡镇卫生院、村卫生室资源配置及机构运行相关数据资料；同时开展医务人员及患者问卷调查。

2. 研究方法

（1）内容分析法

作为一种比较规范的研究方法，采用内容分析法，深入挖掘有关基层卫生服务能力提升的政策文本内容，将用语言而非数量表示的政策文本内容适度转换为可以用数量表示的资料，并进行量化、客观和系统的描述性分析，在定性描述政策文本的过程中加入定量探讨，揭示新医改以来基层医疗卫生服务能力政策的历史变迁及其特征。

（2）文献研究法

通过检索相关政策、文献，对能力理论、政策试验理论、政策扩散理论等的基本内容进行梳理分析，阐述其对基层服务能力提升的指导意义；对国外已有的基层卫生服务机构的基本结构和要素进行分析，通过对已有文献研究结果进行梳理与总结，为基层卫生服务能力评价指标体系设计及指标权重系数设计提供借鉴。

（3）专家咨询法

通过对陕西省卫生健康委员会相关领导、所在课题组专家以及基层医疗卫生服务能力提升相关领域专家、各级卫生部门相关领导进行咨询，对通过文献回顾系统梳理出的基层医疗卫生服务能力评价指标体系进行论证与修改，最终形成适于陕西省及西部地区乃至全中国适用的基层医疗卫生服务能力评价指标体系。同时通过对基层医疗卫生机构负责人、相关科室主任及医生、护士代表等进行半结构化深度访谈，从评价对象角度进一步论证评价指标体系的科学性、可行性及可获得性等。

（4）描述性统计分析法

对统计年鉴数据和实地调查数据进行统计性描述分析，采用表、绝对值、百分比、图示等方式进行展示与分析。

（5）未确知测度理论评价法

未确知测度理论对于未确知信息的处理与评价具有较好的应用性，目前已被广泛应用于各种综合评价研究中。该理论和方法的核心是设定评价指标等级空间，通过计算未确知测度值，根据相应识别准则，从而判断评价对象属于哪一类评价等级。基层医疗卫生服务能力评价过程中会涉及很多复杂的、定性与定量都不确定的因素，且各因素之间并没有明显的函数对应关系，对于类似于此类难以用数学模型精确处理，但样本收集又相对比较容易的问题，运用未确知测度理论进行研究非常适合。另外，传统评价方法涉及较多模型性特征较强的非线性定量指标，评价结果准确性和客观性不能完全保证，未确知测度理论将定性分析和定量分析相结合进行评价分析，对基层医疗卫生服务能力评价可以做到更加全面客观。

（6）案例研究法

本研究通过多渠道收集、整理陕西省基层医疗卫生服务能力提升的典型案例，分析总结了各地在完善财政补偿机制、创新编制管理制度、深化人事制度、健全绩效考核机制、推进家庭医生签约服务、加强人才队伍建设、稳定和优化乡村医生队伍等方面的创新实践，各调查地的特色做法以及经验推广等。

五、拟解决的关键性问题和重点难点问题

1. 基层医疗卫生服务居民需求与政策供给均衡识别

中国基层医疗卫生服务功能定位是由国家政策引导，未利用需求识别法对居民需求进行有效识别，而确定的基层医疗卫生服务功能定位，导致基层医疗卫生服务供给机制（包括财政机制、人才机制等）与“六位一体”政策功能与实践中的功能不匹配，与居民需求不匹配，不能满足居民对基层医疗卫生服务的需求。仅由国家政策引导，确定基层医疗卫生服务供给，必然会出现对居民的需求认识不足，难以实现有效供给；仅由居民基层医疗卫生服务需求，确定基层医疗卫生服务供给，则可能导致居民需求超出基层医疗卫生服务部门承受范围，或居民基层医疗卫生服务需求自我识别能力不足。因此，应结合居民需求识别基层医疗卫生服务政策供给，厘定基层医疗卫生服务功能，如何科学地识别居民基层医疗卫生服务需求与基层医疗服务政策供给均衡，是拟解决的一个关键科学问题，也是本研究的重点难点问题之一。

2. 基层医疗卫生服务能力评价框架设计

基层医疗卫生服务能力评价应对微观个体、中观组织与宏观系统各个层级进行评价，而现有文献的相关研究缺乏从系统角度构建的科学评估框架，立足多元协同视角，结合城镇化、人口老龄化、人口流动、疾病谱变化等社会环境对基层医疗卫生服务能力的影响，基于基层医疗卫生服务在卫生服务体系中的功能定位，将基层医疗

卫生服务能力结构理论模型操作化，从静态能力和动态能力两个维度系统性构建评估框架。结合基层医疗卫生服务能力结构理论模型，构建科学的基层医疗卫生服务体系能力评价框架，是拟解决的一个关键科学问题，也是本研究的重点难点问题之一。

第二章 国内外研究现状

第一节　基层医疗卫生服务功能定位研究

一、基层医疗卫生服务功能定位理论基础

1978 年 9 月《阿拉木图宣言》正式提出初级卫生保健（Primary Health Care）概念，是指对生活在社区的个人和家庭，在国家和社区可以承受的费用范围内，建立起覆盖全民的基本卫生保健（WHO，1978）。“基本医疗卫生服务”在世界银行 1993 年发布的世界发展报告中首次出现，明确规定了“基本卫生服务包”内容，包括基本公共卫生服务包和基本医疗服务包在内的一系列基本卫生服务项目（Mundial，1993）。2018 年 10 月，世界卫生组织（WHO）和联合国儿童基金会（UNICEF）在哈萨克斯坦共和国首都阿斯塔纳召开了全球初级卫生保健大会，会议发表了《阿斯塔纳宣言》，宣言强调初级卫生保健是实现可持续发展目标和全民健康覆盖的基石，并主张将涉及全生命过程的初级卫生保健纳入国家的卫生发展规划

(郭岩、孙思伟, 2019)。

深入研究基层医疗卫生服务的功能定位，是根据居民的需求特征和基层医疗卫生服务提供服务的特点，设定基层医疗卫生服务应具备的基本功能和辅助功能做出规定的过程。目前，国内外对基层医疗卫生服务的功能定位多是从政府的政策引导来体现，而国外学者利用市场方法、投票方法和经验调查法对公共产品进行需求的识别较多，国内只有个别学者利用需求识别方法来进行功能定位，而且国内外鲜见结合政策引导与需求识别进行公共服务功能定位的研究。

1. 政策引导与基层医疗卫生服务功能定位

国外一些发达国家在不断地实践与探索中形成了初级卫生保健系统的功能定位。英国国民卫生服务体系（National Health System, NHS），受英国卫生部的直接领导，由医院、全科医生和社区卫生服务构成了卫生服务系统（于保荣, 2009）。其通过三个层级的分级诊疗实现不同层级医疗资源和服务的整合，分别是针对常见病和轻微病症的一级诊疗、针对重急诊患者的二级诊疗和主要解决专科领域疑难医疗问题的三级诊疗（叶江峰、姜雪等, 2019）。而基本卫生保健的开展，主要通过政府购买医疗服务的方式，由全科医生和开业护士向全体居民提供免费服务（王倩云、鱼敏, 2008）。瑞典的基层医疗服务机构又称健康服务中心，其目标是改善人们的健康状况，并向不需要住院治疗的公民提供医疗服务。瑞典的初级卫生保健团队由医务人员（主要是全科医生、护士、助产士）、心理学家、物理治疗师组成，由他们向辖区内的居民提供基本治疗、健康教育和预防保健等服务（左延莉、张海英、申颖等, 2013）。澳大利亚有着分工协作、混合多元的医疗服务体系，其全科诊所与社区卫生机构起着重要的“守门人”作用。在澳大利亚，社会组织机构在初级卫生保健中扮演重要角色，这些组织一般都经过严格培训，才可以获得向社会提供健康促进、疾病预防、患者的照顾与支持和社区发展等初级卫生保健内容资格（尤川梅、王芳、朱岩等，2013）。私人营业的全科医生提供全科医学服务，服务内容主要侧重于初级的卫生保健服务，并通过转介满足患者对专科医院服务和社会服务的需求（唐星月、张清，2017）。政府支持的社区卫生服务中心也提供初级卫生保健，不同于私人诊所的是，社区卫生服务中心主要服务于社会弱势人群（李湘江、李士雪等，2007）。日本通过设定分级医疗圈形成了明显的三级医疗服务体系，20 世纪 80 年代，日本厚生省提出以市町村为初级医疗圈，建立市町村保健中心的 10 年目标，1995 年制定了《社区保健法》（即《地域保健法》），使市町村的保健中心法定化，政府给予创设资金补助，市町村保健中心为居民提供全方位的保健、康复、家庭访问等服务（梁颖、汝小美等，2013）。新加坡卫生保健实行双轨制体系，包括政府提供的公共卫生体系和私人医生提供的私营体系。初级卫生保健服务的 80% 由私人开业医生提供，20% 由政府公立部门的综合门诊部提供（李建梅、曹俊山等，2002）。不同类型的社区医疗保健机构提供健康教育、预防保健、妇幼保健、特殊人群的健康保健等服务（闫婧、黄国伟等，2010）。

而在中国，如何充分利用现有的基层医疗卫生机构的卫生资源，为居民提供优质、便捷、高效、安全的基层医疗卫生服务，提高基层医疗卫生服务能力，一直是卫生工作中亟待解决的问题。中国对于基层医疗卫生服务功能定位多是从基层医疗卫生机构职能定位出发，阐释基层医疗卫生服务的内涵。基层医疗卫生机构包括农村基层医疗卫生机构和城市基层医疗卫生机构，是中国医疗卫生服务网络的“网底”。《中共中央、国务院关于进一步加强农村卫生工作的决定》（中发〔2002〕13 号）和《国务院关于发展城市社区卫生服务的指导意见》（国发〔2006〕10 号）分别对农村和城市基层医疗卫生机构的功能作出了界定：乡（镇）卫生站以公共卫生服务为主，综合提供预防、保健和基本医疗等服务，受县级卫生行政部门委托承担公共卫生管理职能。村卫生室承担卫生行政部门赋予的预防保健任务，提供常见伤、病的初级诊治以及转诊服务。社区卫生服务机构以社区、家庭和居民为服务对象，以妇女、儿童、老年人、慢性病人、残疾人和贫困居民等为服务重点，以主动服务、上门服务为主，开展健康教育、预防、保健、康复、计划生育技术服务和一般常见病、多发病的诊疗服务，即"六位一体"功能。2009 年《中共中央、国务院关于深化医药卫生体制改革的意见》（中发〔2009〕6 号）指出，乡镇卫生院负责提供公共卫生服务和常见病、多发病的诊疗等综合服务，并承担对村卫生室的业务管理和技术指导；村卫生室承担行政村的公共卫生服务及一般疾病的诊治等工作。同时，要求加快建设以社区卫生服务中心为主体的城市社区卫生服务网络，完善服务功能，以维护社区居民健康为中心，提供疾病预防控制等公共卫生服务、一般常见病及多发病的初级诊疗服务、慢性病管理和康复服务。2015 年《全国医疗卫生服务体系规划纲要（2015—2020 年）》（国办发〔2015〕14 号）进一步明确了基层医疗卫生机构的功能定位，即基层医疗卫生机构的主要职责是提供预防、保健、健康教育、计划生育等基本公共卫生服务和常见病、多发病的诊疗服务以及部分疾病的康复、护理服务，向医院转诊超出自身服务能力的常见病、多发病及危急和疑难重症病人。

2. 需求识别与基层医疗卫生服务功能定位

基层医疗卫生服务具有公共产品性质，属于公共产品的一部分，其中基本公共卫生服务（如健康教育、预防、计划生育服务、保健、康复等）属于纯公共产品，基本医疗卫生服务（一般常见病、多发病诊疗）属于准公共产品。公共产品普遍存在“搭便车”等行为，因此，以需求识别为逻辑起点，对公共产品的需求识别的研究可以为基层医疗卫生服务需求的识别提供有益的理论和方法借鉴。居民在表达对公共产品的需求时，不一定能够充分表达他们的实际需求，这就需要公共产品供给方针对居民对公共产品的复杂需求，作出准确而有效的识别，有效的公共服务需求识别机制，可以避免出现供需不匹配的现象。通过建立以需求识别为导向的公共服务供给机制，可以更好地满足居民的实际需求。

国内外学者对公共产品需求识别方法的研究主要围绕以下三条主线展开：一是基于市场方法，如价格特征法、交通成本法来估计个体对公共产品的需求（Kim、Phipps、Anselin，2003；Clarke，1998）；二是基于投票方法，采用Tibout模型、俱乐部模型、中间选民模型来显示个体对公共产品的需求（Bickers、Ssalucci，2006；Prakash、Potoski，2007；Romer、Rosenthal，1979；徐建玲、刘传江，2007；孙开，2002）；三是基于经验调查方法，其中条件评价法是最常用的一种衡量个体对公共产品的需求的方法（Carson、Groves，2007；Hanemann，1991），条件评价法不仅可以用来估计消费者对公共产品的需求函数，它还是确定影响公共产品需求因素的重要工具，以条件评价法的微观调查数据为基础，通过计量方法可以找出影响公共产品需求的关键因素（Ahlin、Johansson，2001；Jorgensen、Wilson、Heberlein，2001；宁满秀，2006；孔祥智、涂圣伟，2007）。

公共服务需求是公共服务体系建设与完善的关键，没有对公共服务需求的精准把握，服务的需求与供给就会失衡，公共服务的实际效果就会大大降低（容志，2019）。在中国，较为缺乏有效的公共服务需求识别机制，居民的公共服务需求无法得到体现。从现有的需求识别机制来看，其主要反映了供给方（政府）针对需求的统计与设计。在这种机制下形成的“自上而下”的供给方式，使得居民不能对公共服务进行选择，即“用手投票”和“用脚投票”难以实现。

二、中国基层医疗卫生机构功能定位政策演变

中华人民共和国成立以来，我国基层医疗卫生机构功能定位政策演变可分为五个阶段：计划经济时期（1949—1977 年）、改革开放初期（1978—1999 年）、21 世纪初期（2000—2008 年）、新医改第一阶段（2009—2012 年）、新医改深化改革阶段（2013 年至今）。各阶段基层医疗卫生机构功能定位政策演变，见表 2－1。

表 2－1　基层医疗卫生机构功能定位政策演变

时间	相关政策文件	政策功能定位			实践
		乡镇卫生院	村卫生室	社区卫生服务中心（站）	
1949—1977 年（计划经济时期）	1950 年《关于健全和发展全国基层卫生组织的决定》1957 年《关于加强基层卫生组织领导的指示》	医疗预防、卫生防疫、妇幼卫生、卫生教育		计划经济时期，城市街道卫生院和工厂保健站承担本辖区内居民群众、厂内职工及家属的初级保健任务	预防为主，基本践行了政策定位的各项功能

续表

时间	相关政策文件	政策功能定位			实践
		乡镇卫生院	村卫生室	社区卫生服务中心（站）	
1978—1999年（改革开放初期）	1978年《全国农村人民公社卫生院暂行条例（草案）》1997年《中共中央、国务院关于卫生改革与发展的决定》	医疗、预防、卫生防疫、妇幼保健、卫生宣传教育、卫生统计、爱国卫生运动、农村职业病防治、培训赤脚医生、合作医疗巩固发展	预防保健、常见伤病初级诊治	疾病预防，常见病与多发病的诊治、医疗与伤残康复、健康教育、计划生育技术服务和保健	重医疗轻预防，预防保健功能削弱，基本医疗服务追求市场效益，农村三级医疗预防保健网络出现破裂
2000—2008年（21世纪初期）	2002年《关于进一步加强农村卫生工作的决定》2006年《国务院关于发展城市社区卫生服务的指导意见》	预防、保健、基本医疗、公共卫生管理	承担疾病预防、妇幼保健、健康教育、常见病、多发病的一般诊治和转诊服务以及一般康复	健康教育、预防、保健、康复、计划生育技术服务和常见病及多发病的诊疗服务	2003年“非典”以后，开始重视公共卫生工作，但重医疗轻预防现状未得到根本性改变
2009—2012年（新医改第一阶段）	2009年《关于深化医药卫生体制改革的意见》2010年《关于推进乡村卫生服务一体化管理的意见》	公共卫生服务和常见病、多发病的诊疗等综合服务，并承担对村卫生室的业务管理和技术指导	公共卫生服务及一般疾病的诊治	公共卫生服务、一般常见病及多发病的初级诊疗服务、慢性病管理和康复服务	公共卫生服务功能得到加强，基本医疗服务功能萎缩

续表

时间	相关政策文件	政策功能定位			实践
		乡镇卫生院	村卫生室	社区卫生服务中心（站）	
2013 年至今（新医改深化改革阶段）	2015 年《国务院办公厅关于推进分级诊疗制度建设的指导意见》 2015 年《全国医疗卫生服务体系规划纲要（2015—2020 年）》 2016 年《关于印发“十三五”深化医药卫生体制改革规划的通知》	基层医疗卫生机构为诊断明确、病情稳定的慢性病患者、康复期患者、老年病患者、晚期肿瘤患者等提供治疗、康复、护理服务。 基本医疗服务和基本公共卫生服务。预防、保健、健康教育、计划生育等基本公共卫生服务和常见病、多发病的诊疗服务以及部分疾病的康复、护理服务。 落实全科医生制度，推进家庭医生签约服务			分级诊疗对基层医疗服务能力提出新要求

梳理中华人民共和国成立以来我国基层医疗卫生机构功能定位的政策演变可以看出，除了政策表述上略有变化，基层医疗卫生机构的两项基本功能定位——基本医疗服务和基本公共卫生服务一直没有改变。而在实践中，基层医疗卫生机构功能发挥经历了“预防保健和基本医疗并重—公共卫生服务和公共卫生管理弱化—公共卫生服务加强、基本医疗服务萎缩”的过程。

第二节　基层医疗卫生服务能力现状评价研究

基层医疗卫生服务能力多基于资源条件与服务功能进行评价研究，可以归纳为静态评价与动态评价两种评价方式。

一、基层医疗卫生服务能力静态评价

学者从人力、财力、物力、管理制度等静态资源条件角度对基层医疗卫生服务能力进行评价。根据评价内容，现有研究对一种或多种资源条件进行评价。

一是仅对基层医疗卫生机构单一资源进行评价，以人力资源作为主要评价对象。S. Moosa、A. Gibbs（2014）通过焦点小组访谈法，对南非约翰内斯堡医生和家庭医学在基层医疗中的影响进行评价，发现护士倦怠、医生对卫生服务体系的不信任导致了基层卫生服务机构能力不足。陈雯艾、罗义国、廉养杰等（2020）对新时代基层医疗卫生机构全科医生人力资源现状进行评价，指标选择全国各省基层医疗卫生机构全科医生数量及其学历教育与职称结构，统计全科医生占医生总数、人口数、地理面积数的比率。潘伦、何坪、邓福忠等（2019）对重庆、云南、贵州三省市基层医疗卫生机构中医药人力资源现状进行分析，评价指标包括人员结构指标、主要工作任务两方面，人员结构指标包括性别、年龄、学历、从业年限、健康状况、所在医疗机构类型、科室、执业证书情况；主要工作任务具体包括基本医疗工作、基本公共卫生服务工作、基本医疗服务情况以及基本公共卫生服务情况。周小兰、李静、李菲等（2016）对陕西省基层医疗卫生机构护理人员现状进行评价，评价指标包括数量、质量和结构三个方面，其中质量指标包括执业能力、健康教育及预防保健能力、沟通交流能力等。

二是对基层医疗卫生机构人力、财力、物力多种资源进行评价。Ricketts、Konrad、Wagner（2012）对美国700多个县展开问卷调查和二手资料收集，对初级卫生保健补助项目进行评价，评价指标包括联邦政府政策支持、资金投入、人力资源等。吴文娟（2020）、兰丽娜（2020）采用非整秩次秩和比法分别从服务能力、服务引力两个维度对北京市基层医疗卫生服务能力进行综合评价，以《基层医疗卫生改革与发展逻辑框架及评价指标》为依据并结合实际情况选择了评价指标，其中服务能力指标有机构标准化程度、卫生人力、互联网使用程度、服务功能；服务引力指标包括居民满意度、药占比、居民健康档案使用率。张怡青（2018）、王高玲（2018）综合熵权法和TOPSIS法分析不同地区基层医疗卫生机构服务能力及其差异，从医疗人力资源、医疗服务设施和医疗服务量三个维度选取了八项指标进行评价。

三是将基层医疗卫生机构管理制度也纳入静态资源进行评价。Penny Buykx、Johns Humphreys、Rachel Tham等（2014）对Victoria农村初级卫生保健服务机构可持续性进行评估，影响可持续性的指标包括劳动力组织和供给、资金来源、治理机制、管理体制、服务联系、基础设施等。季诚杰（2018）利用德尔菲法和小组讨论法，对贵州省基层医疗卫生机构系统绩效进行评价，一级指标包括资源配置、卫生服务、综合管理、社会效益四项。韩志琰、甄天民、谷景亮（2012）等利用德尔菲法与层次分析法对社区卫生信息进行评价，评价指标包括保障系统、基础设施、机房配置、管理系统、效益系统等。

二、基层医疗卫生服务能力动态评价

有学者从动态服务过程和结果角度对基层医疗卫生服务能力进行评价。现有研究主要通过对效率、绩效以及满意度等方面的评价体现基层医疗卫生服务能力。

一是对基层医疗卫生机构服务效率进行评价。Traberg、Jacobsen、Duthiers（2014）设计的评价指标由医院投入、产出、投入产出比例等构成。Sartor、Freitas（2014）通过文献检索和专家咨询，建立初级卫生保健药品配送服务效率评估模型，采用疗效标准确定服务目标的实现水平。模型设计五个评估维度，并确定每个服务维度的临界点。张怡青（2019）、王高玲（2019）综合应用数据包络法（DEA）和秩和比法（RSR）评价我国31个地区的基层医疗卫生的服务效率，选取基层医疗卫生机构数、床位数、卫生技术人员数作为投入指标，诊疗人次、入院人次、家庭卫生服务人次作为产出指标。杜涛（2019）采用数据包络分析方法中的SBM（Slack Based Model）对我国31省（市）的整体医疗卫生服务和基层医疗卫生服务的技术效率、纯技术效率和规模效率进行测算，并对二者进行对比分析。

二是对基层医疗卫生服务绩效进行评价。Mosquera、Paola、Hernńdez等（2014）针对哥伦比亚的初级卫生保健服务绩效进行评价，评级指标包括可及性、时间跨度、家庭导向、社区定位等。袁林林、邵雨辰、任乐濛等（2018）综合新医改以来我国社区卫生服务机构人员绩效考核体系，提出采用定量与定性相结合的方法构建指标体系，如专家咨询法、层次分析法（AHP）、因子分析法、主成分分析法等，绩效考核指标体系要根据管理评价、工作评价、效果评价设置，建立基于岗位、符合现代的绩效管理综合评价体系。刘继霞、欧阳伟、肖立新等（2017）通过专家咨询，采取案例研究法、访谈法、问卷调查法，评价社区卫生服务岗位绩效管理效果，对基于服务当量值的社区卫生服务岗位绩效管理实施前与实施后的社区卫生服务数量和质量指标进行了比较，其中数量指标包括累计门急诊人次数、新建健康档案数、居民签约数等；质量指标包括健康档案规范率、次均费用、药品使用率等。胡新业、蒲川、林幻等（2014）通过实地问卷调查和深入访谈，评价重庆市基本公共卫生服务实施绩效，评价指标包括健康档案建档率、重点人群健康管理率、居民满意度等。

三是从服务对象角度对满意度进行评价。Jishnu Das、Alaka Holla、Veena Das 等（2012）运用标准化病人（Standardized Patient）方法，从患方角度定量研究印度城乡医疗服务质量，评价指标包括建立病史记录、诊断治疗准确性、医疗设备和基础设施等。徐锌、王迪娜、王道森等（2020）对杭州市基层医疗卫生服务满意度进行调查，评价指标包括人力资源条件、等候时间、财力和设备环境。鄢锴灵、游江南、洪宝林等（2018）对雄安新区基层医疗卫生服务满意度进行评价，采用方便抽样方法进行问卷调查，运用多因素 Logistic 逐步回归分析法进行分析，结果显示药品价格对整体基层医疗卫生服务满意度的影响最大，其他依次为健康教育情况、卫生服务情况、就医便利性、医疗设备情况。刘卫云、金玉兰（2014）对承德市基层医疗卫生服务满意度进行评价，评价指标包括医疗设备、就医环境、就医费用、技术水平、治疗效果等。

第三节　基层医疗卫生服务能力影响因素研究

针对基层医疗卫生服务能力影响因素的研究，多集中于医疗卫生领域的卫生资源与卫生政策，从卫生管理学视角出发，关注卫生系统内部要素，研究影响基层医疗服务能力发挥的直接因素，为本研究提供借鉴。

一、微观层面影响因素

大部分学者关注卫生资源对基层医疗卫生服务能力的影响，主要包括基层医疗卫生机构的人力资源、基础设施和财力资源等。国内外学者普遍认为卫生人力是影响基层医疗卫生服务能力的核心要素，其数量和质量决定了基层医疗卫生服务能力的高低。韩蕾（2015）认为卫生人才是影响农村医疗卫生服务的关键。张靓、郜林等（2016）认为卫生人力是影响卫生服务能力的主要因素。培养实用型基层卫生技术人才是基层医疗卫生机构发展的关键。王虎峰（2011）对新医改基层医疗政策效果进行评价，结果显示，卫生人力缺乏，全科医生制度落后、患者信任缺失等问题在持续阻碍着基层医疗卫生体制的发展。李华、徐英奇（2018）指出：要以维护健康为目的，培育和充实家庭医生队伍。李志农、蓝文思等（2018）指出卫生技术人才的数量、质量以及结构在很大程度上反映一个地区基本医疗卫生服务的综合水平。此外，基础设施和管理也是重要影响因素，Buykx（2012）针对澳大利亚 Elmore 地区初级卫生保健服务进行追踪调查，发现卫生机构和人力供给、资金管理和合作能力、卫生服务的连接、基础设施建设等是影响初级卫生保健服务的重要因素。Donna（2009）等对加拿大阿尔伯塔地区卫生局的健康促进能力调查发现，基础设施建设不完善和管理欠缺是关键影响因素。甘筱青（2012）提出基础设施陈旧、服务范围局限和服务质量监控缺位等限制了中国基层医疗卫生服务能力的提升。Bhattacharyya（2011）、Liu（2011）、王虎峰（2011）通过对近年基层医疗卫生服务体系相关政策梳理，认为当前中国社区卫生服务能力依旧不高，存在财政投入不可持续、全科医生配置不足、大医院人满为患与基层卫生服务利用率低等问题。邱越（2017）基于供需视角，分别从供给侧与需求侧分析可及性问题，其中，场地可及性、设施可及性、人员可及性与药品可及性是影响基本医疗服务供给侧可及性的主要组成部分。Duong、Binns（2017）认为，基层医疗卫生机构的服务可及性的提高并不完全取决于地理因素，而是与当地经济、政治、文化因素相关。郁建兴、何子英（2017）将基层医疗卫生服务能力的定义分为宏观、中观与微观三个层面，在中观层面的基层医疗卫生服务能力定义上，进一步将其分为结构性服务能力、过程性服务能力和结果性服务能力。结构性服务能力的塑造主要取决于三方面的因素：基层的服务提供能力约束、基层的政策与制度性约束、基层的系统环境约束。其中基层的服务能力约束包含人力资源配置、基础设施建设、设备仪器配置以及信息化建设水平等影响因素。姚瑶、崔宇杰等（2019）指出应该提高对基层医疗卫生机构的财政补贴，提升医疗技术设备的配置水平。

二、中观层面影响因素

卫生政策因素是影响基层医疗卫生服务能力的另一方面，具体涉及医疗、医保、医药政策及各政策间相互作用等。世界各国政府均致力于提高基层医疗服务能力和吸引力。Niall Kelly（2016）指出，2001 年爱尔兰政府推出基层医疗卫生改革政策以提高基层医疗服务供给，但政策实行 15 年后基层医疗系统变得脆弱而落后，影响政策实施效果的主要原因是权力、资源和能力。Gregory（2016）对加拿大安大略省 15 年的基层卫生服务改革进行研究发现，支付方式和独立的评估制度对基层卫生服务提升有促进作用，政府财政投入充足和较高的政策期望的确能提高基层卫生服务能力，但该方式在政府财政衰退情况下缺乏可持续性。顾昕（2012）、李佳蔓（2016）、范海平（2016）等学者研究发现，基本药物制度的实施限制了基层医疗服务内容的开展，基本医疗服务功能相对弱化。赵黎（2018）通过调研发现：基本药物制度如果不及时完善、修订、突破，不仅会造成低价药消失与用药不便，还将不利于分级诊疗和建立合理有序的就医格局，对提高基层医疗卫生服务质量与效率的贡献有限。李佳瑾（2014）提出医保支付方式出现负向激励，使得医疗机构抬高而非降低医疗费用，增加医疗服务数量而不提升医疗服务质量。徐烨云、郁建兴（2020）指出医保支付方式改革对基层医疗共同体建设有着关键作用，要落实以打包付费为特征的各项医保支付改革，重构激励结构，实现基本卫生保健体系公共治理的创新。在医疗机构补偿机制方面，应亚珍（2016）对中国基层卫生机构补偿机制分析得出，医疗服务价格过低，难以形成对服务行为规范化的激励，此外，对基层医疗卫生机构的财政全额供养，导致医疗机构服务质量和效率低下，抑制卫生人力工作积极性，出现医疗风险规避现象，倾向于将病人转至上级医院。张平（2016）、赵大海（2019）基于全国城市社区卫生服务中心的历年收入与财政投入数据及其分析，认为单纯增加财政投入不可能实现城市社区卫生服务中心的公益性运行。在绩效工资制度的政策导向方面，由于政策的重视、政府投入的增加、考核和激励制度的实施，乡镇卫生院和社区卫生服务中心从过去的重医轻防转向基本医疗服务和基本公共卫生服务并重（X Sun，2014），甚至出现基本医疗服务相对弱化的情况，基本医疗功能出现萎缩（张名研，2016）。基层医疗服务的缺陷不仅表现为各级医疗卫生机构的“要素”问题，更表现为要素之间的“衔接”不畅，医疗卫生机构之间协同缺失。

三、宏观层面影响因素

在基层医疗卫生服务体系的系统内部，医疗资源配置条件和相关的医疗卫生政策是影响基层医疗卫生服务能力的重要因素，但同时不能忽视基层医疗卫生服务系统提供卫生服务不仅是系统内部的运行过程，也是一个不断与社会大系统互动的过程。换言之，基层医疗卫生服务能力的高低不仅受医疗资源和医疗卫生政策在微观与中观层面的影响，也与社会意识形态、地区经济发展水平等宏观因素息息相关。涂炯、吴少龙（2015）结合英国国民健康服务体系改革与转型的规律，将中国的医疗变化划分为由不同意识形态主导的三个阶段，指出我国医疗政策的讨论与制定不能完全被经济与科学原则所主导，也要有政治因素的考量。公众对医疗卫生系统的信任度直接影响到卫生系统作用的发挥与能力的提高，这点对基层公共卫生服务系统尤其明显，因为对需求的吸引能力是基层医疗卫生服务能力的重要体现（何子英、郁建兴，2017）。赵大海（2019）通过我国公众对医疗卫生系统的信任与影响因素分析，发现我国公众对医疗系统的信任度远低于对地方政府和社会上大多数人的信任水平。胡玉杰（2018）指出：经济发展水平、人口密度等外生环境变量对医疗公共卫生服务供给效率有显著影响，我国在公共卫生服务的供给上存在明显的区域差异，要加大对我国中西部地区尤其是中西部农村地区基本医疗卫生服务的扶持力度。

第四节　基层医疗卫生服务能力提升研究

一、基层医疗卫生服务能力提升策略

目前关于基层医疗卫生服务能力提升的相关研究多从个体角度与组织角度展开。从个体能力角度，主要从提升医疗卫生人员个体

素质等方面进行探讨；从组织能力角度，主要从医疗卫生机构队伍建设、设备配备、资金拨付、信息技术等方面进行研究。这些政策建议不仅针对卫生人力数量、质量、服务水平存在的问题，还涉及医疗卫生机构的人、财、物等“要素”匹配问题，对于构建基层医疗卫生服务能力提升机制具有实践借鉴意义。

1. 个体能力提升

国内外关于个体能力提升的相关文献，主要集中在能力提升方法、建议等。Asuero（2014）、Erggren（2016）、Krisetherton（2014）等建议通过专业继续教育，包括提高卫生人员知识水平、合作能力以及对病人信息的分析能力，以减少和预防卫生人员职业倦怠，提升工作积极性。牟燕、刘岩、吴敏等（2020）对乡镇卫生院人才队伍建设现状进行评价，通过对结果进行描述性统计分析发现，乡镇卫生院人才队伍的突出问题主要在整体素质、用编难度、向上虹吸力、留人薪酬等方面，建议定期核定、备案管理卫生院人员编制，改革现行职称制度，实行按年限考核、到期直接聘任制度，增设卫生院工龄补助和特岗津贴。郭梦童、吴群红（2016）等对黑龙江省社区卫生服务发展现况及问题进行调研，研究发现应通过完善政策体制，加强基层人才的引进，提高社区卫生人员素质及专业水平、合理确定个人工作角色和工作量等措施，以提高个人工作能力，促进个人发展。耿晴晴、杨金侠（2016）认为，应针对性地对基层卫生人员进行培训，同时引进专业人才、减少人才流失，多管齐下提高基层卫生人员的服务能力。

2. 组织能力提升

组织能力提升研究，主要涉及影响基层医疗卫生机构的政策障碍以及机构资源配置能力。Albuquerque、Cunha（2014）认为改善基层医疗卫生机构中的工作氛围，可以提高组织绩效。BellónSaameño、Delgado（2015）认为基层医疗卫生机构对患者特殊病情的判断能力有助于提升机构能力。

王丽荣（2019）、田珍都（2019）总结了制约基层医疗服务能力提升的政策障碍与思想束缚，主要包括现行医院等级评审办法、现行手术分级管理制度、人事薪酬制度、基层药物目录，提出提升基层医疗服务能力要拓宽基层机构发展空间、发挥信息化建设的助推作用。刘笑、闵锐（2020）依据2015—2018年国家卫生统计年鉴相关数据，采用描述性分析与态势分析方法分析基层医疗卫生机构医疗服务能力，主要从医疗机构组织、资源配置、卫生服务三方面进行分析。张明妍、丁晓燕（2016）提出应重视完善以社区卫生服务为基础的城市医疗卫生服务体系建设，逐步实现从以政府直接提供为主向以政府购买服务为主的转变，实行激励性薪酬制度，完善全科医师队伍的近远期建设等措施，提高基层医疗卫生服务能力。刘钢（2016）剖析了制约北京市社区卫生服务能力提升的主要问题以及这些问题产生的根源，并探索了具体措施与对策，主要包括：通过提升社区卫生人员的行业地位来激发社区医务人员的工作积极性，使社区卫生服务机构引得进、留得住人才；改变服务模式，建立对社区居民的健康管理的服务形式、服务流程、服务内涵，从而全面提升社区卫生服务的综合能力。

二、基层医疗卫生服务能力提升典型做法

（一）国外典型模式

由于政策因素、发展条件的影响，以英、美为首的西方国家具

备较成熟的社区医疗服务模式和行之有效的基层医疗卫生服务方法。国外基层医疗卫生服务典型模式的突出特点即以人为本，围绕医疗服务价值最大化，提供全面系统的基层医疗卫生服务。

1. 美国 PCMH 模式

以患者为中心的医疗之家（Patient - Centered Medical Home，PCMH）模式最早于 1967 年由美国儿科学会首次提出。PCMH 模式主要为患者提供综合性、可及性的医疗保健服务。PCMH 模式最突出的在于其支付方式打破了原有医疗卫生服务模式，采用根据医疗服务产生的最终价值支付而非医疗数量的模式。PCMH 模式综合了医疗服务整合、医患合作、基层医疗个体化、首诊治疗、综合协调照护等核心内容，通过卫生信息技术和临床健康法案进行医疗系统信息化，提高医疗服务质量。PCMH 模式的三重目标包括降低医疗成本、提高医疗质量、改善患者在初级保健医疗机构的就诊体验。

美国 PCMH 模式的成功离不开其多元性的医疗保障体系，我国在完善家庭医生培养模式上可以借鉴 PCMH 模式，构建社区卫生服务质量认证体系，设立基本公共卫生服务及基本诊疗补助费用认证等级；完善基本医疗信息管理系统，加强医生个人能力训练；建立合理激励机制，例如建立预付制，在现有总额中抽取部分医保支付额作为医务工作者的补贴从而调动基层医务工作者的工作热情。

2. 英国全科医学模式

英国国民健康服务体系（National Health Service，NHS）的服务原则为：不论个人收入如何，只根据居民的不同需求为其提供全面、免费的医疗服务。英国完善的全科医生培养和准入制度，使得其能够以 9% 的医疗服务支出优质、高效、和谐地完成全国 90% 的基层医疗卫生服务需求，不但全科医生的社会地位和经济收入较高，而且为全社会节约了大量的医疗资源。全科医学模式体系主要包括完备的全科医学学科、学科教育体系建设、住院医师规范培训、全科医生资格认证、继续教育、基础医疗体系和较强的医疗服务能力。英国凭借全科医学模式使其医疗管理体制处于世界领先地位。全科医学在我国是一门新兴学科，全科医学模式对提升基层医疗卫生服务能力、推动分级诊疗制度、落实基层首诊有着借鉴意义。

3. 新加坡社区医疗管理模式

新加坡社区医疗管理模式注重效率与公平，通过政府强制措施以及各种完善的法律，保障医疗服务机制良好运行。新加坡社区医疗管理模式的特点主要有：第一，政府高度重视基层社区医疗卫生服务，长期投入高额财政补贴支持，建立并完善社区卫生服务中心，使其真正覆盖全体居民。第二，新加坡政府制定了强力有效的医疗价格调控措施，使所有人都有能力负担得起基础医疗费用，得到基本医疗保障。第三，严格的分级管理制度，社区医院在新加坡作为辅助医疗机构，是国家医疗保健体系的重要补充。新加坡 70% 的住院病人是急诊入院，大量慢性病患者集中在社区治疗、康复。我国在人口老龄化、资源匮乏等方面与新加坡相似，可以借鉴新加坡社区医疗管理模式，严格分级管理、强化社区卫生服务的重要作用。

（二）国内典型模式

我国基层医疗卫生服务地方典型模式具备如下特点：从系统的研究视角出发，在全面深化医药卫生体制改革大背景下，不仅考虑基层医疗卫生服务系统内部运作激励，卫生服务体系内部各主体、要素相互协同、配合，也兼顾城镇化、人口老龄化、人口流动、人

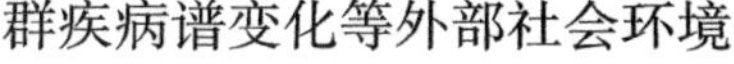
群疾病谱变化等外部社会环境。

1. 浙江宁波模式

浙江宁波模式是以纵向医疗集团和医疗联合体建设为工作核心，以推动“双下沉（人才下沉、资源下沉）、两提升（服务能力提升、服务效率提升）”长效机制建设为目标。改革措施包括：第一，在“双下沉、两提升”背景下，通过供给侧结构性改革提升医疗卫生服务能力。第二，以医保支付方式改革为重点，进一步健全全民医保体系，第三，推进国家基本药物制度建设，整改药品市场。第四，以“互联网＋医疗”为核心，创新医疗卫生服务方式。第五，基于多元治理理论，鼓励社会力量进入医疗卫生领域。

宁波模式效果显著，率先推进城市优质资源下沉、积极推进分级诊疗、社会办医规模不断扩大。因此，宁波模式中“双下沉、两提升”、多元主体下的办医模式都是可供借鉴的经验。

2. 深圳罗湖模式

深圳罗湖模式改革路径主要体现在以下三个方面：第一，集中力量整合资源建设“医共体”，把区域内部各医疗卫生机构连接起来，形成公立医院、社区医院协调配合局面。第二，成立罗湖社康管理中心，通过整合辖区内部社康中心，形成一体化管理模式，也就是其他城市的社区卫生服务中心。社康中心的重要功能是做实家庭医生签约服务。第三，落实医保总额管理、结余奖励的激励制度，以基层医疗卫生服务能力提升与健康提升为核心，增强全科医生制度建设，指导居民提升预防意识，促使人力与其他资源下沉。因此，促进基层医疗卫生服务能力提升，多主体协同发展，有利于保基本、强基层、建机制。

3. 安徽肥西模式

安徽肥西模式是结合当地基本情况，以人网治器（PNGC）为改革路径，“人”（People）指基层卫生人员能力建设，“网”（Network）指基层卫生服务网络建设，“治”（Governance）指医疗机构管理制度建设，“器”（Conditions）指基层卫生工作条件建设。

肥西模式效果显著，肥西县基层卫生服务能力提升带来巨大成效，包括：基层卫生人员能力加强、基层卫生服务网络初步建立、基层医疗卫生服务条件得到改进、基层医疗卫生服务相关制度得到完善。

肥西模式通过“人网治器”改革路径，以卫生系统衔接、创新能力机制、典型区域试点为特点，强调与其他医疗系统联系、合作，并注重行业中观环境与社会宏观环境影响，为基层医疗卫生服务体系提供着力点。肥西模式中县乡医联体试点、横向合作与基层医疗卫生人员激励约束机制建设值得借鉴。

第五节　研究述评

从基层医疗卫生服务功能定位、能力现状、能力影响因素以及能力提升四部分入手，对目前国内外基层医疗卫生服务能力现状进行研究。

一、基层医疗卫生服务功能定位研究

基层医疗卫生服务网络是医疗卫生服务系统的重要组成部分，有着重要的“网底”作用。虽然不同国家基本国情各异，导致其基

层医疗卫生机构的发展各具特殊性，功能定位也不尽相同，但提供充分的基本医疗服务与基本公共卫生服务始终是各个国家和地区基层医疗卫生服务系统的重要追求。我国基层医疗卫生机构的功能定位也一样，虽然随着不同时期政策的演变，其功能定位的侧重点不同，但是提供优质、高效、便捷、安全的基本医疗服务与基本公共卫生服务，也同样是我国基层医疗卫生机构的重要目标。总体来看，关于基层医疗卫生服务功能定位，应多考虑国家政策引导，兼顾居民需求，对基层医疗卫生服务功能进行科学定位。

二、基层医疗卫生服务能力现状研究

基层医疗卫生服务能力多基于资源条件与服务功能进行评价研究，可以归纳为静态评价与动态评价两种评价方式。梳理国内外文献发现，目前学界主要从人力、财力、物力、管理制度等静态资源条件角度对基层医疗卫生服务能力进行评价。根据评价内容，现有研究对一种或多种资源条件进行评价。另外，也有学者从动态服务过程和结果角度对基层医疗卫生服务能力进行评价，主要通过对效率、绩效以及满意度等方面的评价体现基层医疗卫生服务能力。梳理国内外研究发现现有研究缺乏静态与动态相结合的整体性分析。鲜有从静态能力和动态能力两个维度出发，构建基层医疗卫生服务能力评估框架与评价指标体系，评价基层医疗卫生服务能力现状的研究，缺少与基层医疗卫生服务功能定位的比较。

三、基层医疗卫生服务能力影响因素研究

基层医疗卫生服务不仅处于卫生服务体系之中，更是在整个社

会大环境之下发挥其功能，所以对其能力建设的影响研究需要综合考量各方因素。从微观层面出发，卫生人力资源、财政等资金支持以及基础设施建设状况等是基层医疗卫生机构能力建设的重要资源基础；从中观层面看，相关的医疗、医保、医药政策以及各个政策之间的相互作用深刻影响着基层医疗卫生机构的发展方向、发展举措与发展重心；最后，从宏观层面来看，基层医疗卫生机构所处的国家或者地区的人口地理条件、经济发展水平、政治体制以及民众心理等都会对基层医疗卫生机构的能力建设产生影响。总体来看，关于基层医疗卫生服务能力实证评价与影响因素，多从微观个体要素、中观机构组织层面进行研究，缺乏从宏观系统层面进行分析的研究；大多数研究停留在“在医疗卫生、言医疗卫生”的层面，鲜有跳出医疗卫生服务体系，置身社会大环境进行的系统、全面的研究；影响因素作用机理层级识别不清，分析大多泛化、定性、零散，鲜有深入、定量、系统的研究。

四、基层医疗卫生服务能力提升研究

目前国内外关于基层医疗卫生服务能力提升的相关研究多从个体角度与组织角度展开。从个体能力角度，主要从提升医疗卫生人员个体素质等方面进行探讨；从组织能力角度，主要从医疗卫生机构队伍建设、设备配备、资金拨付、信息技术等方面进行研究。这些政策建议不仅针对卫生人力数量、质量、服务水平存在的问题，还涉及医疗卫生机构的人、财、物等“要素”匹配问题。现有研究关于基层医疗卫生服务能力提升对策，多呈碎片化、片面化，仅关注单一个体或组织的服务能力提升，不太系统、全面，未能形成完整、衔接有效的体系，即未能考虑到卫生服务体系内人、财、物各要素之间的匹配衔接问题，未重视多元主体协同提供服务的整条服务链问题。

第三章

基层医疗卫生服务能力现状分析

第一节　样本地区基层医疗卫生资源现状分析

一、基层医疗卫生机构人力资源现状

（一）人力资源管理现状分析

1. 人员招聘管理

基层医疗卫生机构普遍面临招不到人、留不住人的问题。原因在于：相较于上级医疗机构，基层编制少、待遇低，目前，扶风县乡镇卫生院仍缺编近百人，村卫生室医务人员保险待遇尚未充分落实。鉴于此，扶风县卫计局制定人员招聘政策，补充基层医疗卫生机构人力。

一直以来，公立医疗机构事业单位人员招聘受总量限制。样本地区在医疗卫生人力资源管理中，取消了县镇两级医疗卫生机构原有的人员编制身份限制，按照“岗位相对固定，人员按需流动”的

原则，实行统筹调配使用，根据工作需要进行双向流动，实行人才统一招录、合理配置、统筹使用，使县镇之间医疗卫生资源有效整合。采取托管、帮扶等形式，使乡镇卫生院与县级医院医务人员深入交流，加强县级医疗机构对乡镇卫生院的培训和指导，带动提高乡镇卫生院医务人员水平和技能。

扶风县在解决基层卫生人力短缺的问题中，及时补充乡镇卫生院编制，为基层医疗卫生机构引进稀缺人才。调动项目资源，对贫困地区县镇医疗卫生机构增加订单定向免费培养医学类本科生名额和农村基层人才振兴计划名额，医疗卫生人才配置优先考虑基层医疗卫生机构，缩小县镇之间医疗卫生人力资源差距。为乡镇卫生院新招录的卫生技术人员由县级医院管理，派驻镇卫生院工作的医务人员，其收入报酬比县级医疗机构的同类人员高15%以上，同等条件下优先晋升职称、优先安排保障性住房、优先落实社会保障政策、优先参加评优和评模，并与干部选拔使用挂钩，引导人才向镇卫生院流动。

汉滨区基层医疗卫生工作环境相较于其他样本县区，表现出人口压力大、财政投入不足的特征，但其优势在于，县级医疗机构业务水平高，发展较好，因此，汉滨区在解决基层医疗卫生机构人力资源短缺的问题上，更加注重人才培养。2018 年，汉滨区开展了“十百千万”人才培养计划，助力乡镇卫生院人才发展。在县乡之间建立了双向流动培训机制，在县级医疗机构设置对口帮扶制度，通过县级医疗机构医生帮扶，培训乡镇卫生院医务人员；乡镇卫生院借助每月村医例会、轮训等方式培训乡村医生。针对基层医疗卫生机构紧缺的全科医生与卫生技术人员，设置指标，选取乡镇卫生院临床医师参加住院医师规范化培训，并制订明确的培训考评方案，为基层医疗卫生机构补充合格的全科医生；每年至少选派 1 名卫生技术人员赴县级医疗机构进修，增强专业技能，提升医技水平。此外，借助互联网，对乡村医生开展公共卫生项目规范化培训。

人才培养计划实施以来，汉滨区共培训乡镇医疗卫生人才 920 人次，截至 2018 年末，在每个乡镇卫生院配备全科医生 1～2 人，对 130 余名镇村医务人员完成了中医诊疗技术理论和实践操作培训，对 1027 名乡村医生进行了为期半个月的公共卫生项目规范化培训。

子长市较早地推行了县镇村一体化管理模式，对乡镇卫生院医务人员实施县招聘镇用，编制上挂县级医疗机构，派驻乡镇卫生院工作；对村卫生室医务人员实施院聘村用，保证基层医疗卫生机构人员编制，留住人才。县级医疗卫生机构建立责任指导团队，通过传、帮、带、教，提升基层卫生技术人员的业务水平。以县医院为依托，建立临床技能培训中心，负责全县的医务人员技能培训。每半年对乡镇卫生院院长进行医院管理理论知识和技能方面的培训。乡镇卫生院至少要派出 2～3 名医务人员到县级医院进行为期 3 个月的培训。镇卫生院每月对村医进行一次培训。

2. 人员考核管理

近年来，样本地区严格基层医疗卫生人员考核管理制度，制定了基层医疗卫生机构医务人员的绩效考核管理办法。在考核的频次上，各乡镇卫生院每半年对镇村两级医务人员进行一次考核。在劳资分配上，工资与考核结果挂钩，实行岗位绩效工资制，按岗位、技能、业绩、服务质量与态度等因素确定个人收入，体现多劳多得、优绩优酬的原则。

目前，县级公立医院薪酬制度改革重点人群是临床一线医务人员和技术骨干，而乡镇卫生院和村卫生室岗位绩效工资制的重点考核对象，是承担基本公共卫生和基本医疗的医生。实施薪酬制度改革以来，公立医院临床一线医务人员和技术骨干薪酬待遇显著提高。

各地乡镇卫生院也逐步落实岗位绩效工资制度。

2018 年，扶风县乡镇卫生院医务人员绩效工资占总工资的比例平均为 30%，但个别乡镇卫生院这一比例仅为 10%。子长市与汉滨区乡镇卫生院医务人员绩效工资占总工资比例达到 40%。实行岗位绩效工资制，改变了绩效考核结果实际作用的不足，扩大了不同工作能力和成果的医务人员的收入差距，充分调动了基层医疗卫生机构人员的工作积极性。

（二）人力资源配置现状分析

1. 县级公立医院人员配置情况

（1）实际在岗人员

五个样本县级公立医院中，2018 年实际在岗人数排序依次为：神木市 1238 人、扶风县 954 人、子长市 881 人、汉滨区 708 人、澄城县 699 人。神木市的实际在岗人数显著高于其他县区。

从趋势上看，2015—2018 年五个样本县级公立医院的实际在岗人数均逐年增长（见图 3－1）。其中，汉滨区与神木市的增长速度较快，分别由 2015 年的 408 人和 1033 人上升至 2018 年的 708 人和 1238 人，年均增长率分别为 20.17% 和 6.22%；其次是扶风县，由 2015 年的 847 人上升至 2018 年的 954 人，年均增长率为 4.05%；子长市与澄城县的增速较慢，年均增长率分别为 2.71% 和 1.83%。

（2）卫生技术人员构成

五个样本县级公立医院中，2018 年卫生技术人员数排序依次为：神木市 1052 人、扶风县 818 人、子长市 758 人、澄城县 632 人、汉滨区 621 人。神木市的卫生技术人员数显著高于其他县区。各县级公立医院卫生技术人员数占实际在岗人数的比例均在 80.00% 以上，其中占比最高的是澄城县，占比约90.41%，虽然神木市的卫生技术人员数最多，但其卫生技术人员数占比却为五个县区最低，占比约84.98%，见表3－1。

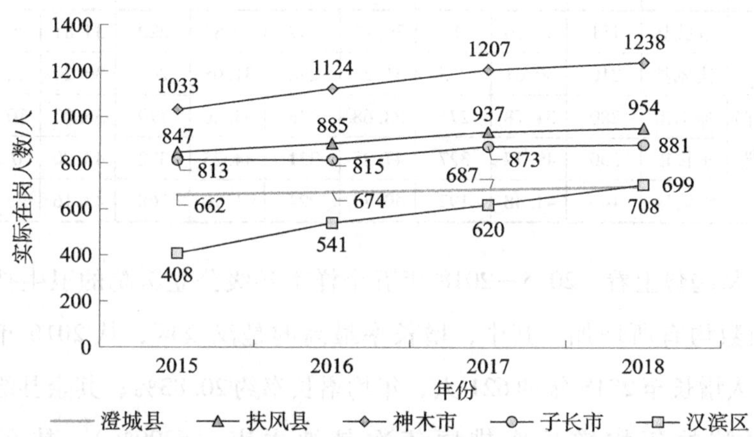

图3－1　2015—2018年陕西省样本地区县级公立医院实际在岗人数

表3－1　陕西省样本地区县级公立医院卫生技术人员构成

项目	地区	2015年		2016年		2017年		2018年		年均增长率（%）
		人数	占比（%）	人数	占比（%）	人数	占比（%）	人数	占比（%）	
卫生技术人员	澄城县	579	87.46	602	89.32	639	93.01	632	90.41	2.96
	扶风县	686	80.99	753	85.08	798	85.17	818	85.74	6.04
	神木市	881	85.29	959	85.32	1025	84.92	1052	84.98	6.09
	子长市	663	81.55	692	84.91	748	85.68	758	86.04	4.56
	汉滨区	352	86.27	475	87.80	545	87.90	621	87.71	20.83
其中：										
注册护士	澄城县	273	47.15	281	46.68	300	46.95	304	48.10	3.65
	扶风县	331	48.25	349	46.35	399	50.00	404	49.39	6.87
	神木市	483	54.82	491	51.20	559	54.54	568	53.99	5.55
	子长市	333	50.23	365	52.75	417	55.75	426	56.20	8.56
	汉滨区	174	49.43	260	54.74	309	56.70	342	55.07	25.26

续表

项目	地区	2015 年		2016 年		2017 年		2018 年		年均增长率（%）
		人数	占比（%）	人数	占比（%）	人数	占比（%）	人数	占比（%）	
执业（助理）医师	澄城县	181	31.26	182	30.23	197	30.83	220	34.81	6.72
	扶风县	210	30.61	235	31.21	248	31.08	247	30.20	5.56
	神木市	280	31.78	275	28.68	343	33.46	379	36.03	10.62
	子长市	330	49.77	327	47.25	331	44.25	332	43.80	0.20
	汉滨区	146	41.48	192	40.42	224	41.10	268	43.16	22.44

从趋势上看，2015—2018 年五个样本县级公立医院的卫生技术人员数均有所增加。其中，增长率最高的是汉滨区，从 2016 年的 352 人增长至 2018 年的 621 人，年均增长率约 20.83%；其余县级公立医院的年均增长率排序依次是神木市（6.09%）、扶风县（6.04%）、子长市（4.56%）、澄城县（2.96%）。在卫生技术人员数占比方面，除神木市外的四个县区占比均有所增加。其中，扶风县和子长市占比增加最多，分别增加 4.75 个百分点和 4.49 个百分点。2018 年神木市卫生技术人员占比相较于 2015 年减少 0.31 个百分点，见表 3－1。

2018 年，五个样本县级公立医院的注册护士数排序依次是：神木市 568 人、子长市 426 人、扶风县 404 人、汉滨区 342 人、澄城县 304 人，神木市县级公立医院的注册护士数显著高于其他四个县区。2018 年，五个样本县级公立医院在卫生技术人员的构成中注册护士占比均在 50.00% 左右。其中占比最高的是子长市，达到 56.20%，占比最少的是澄城县，占比约 48.10%。2015—2018 年，五个样本县级公立医院的注册护士数均逐年增长。其中，年均增长率最高的是汉滨区，由 2015 年的 174 人增长至 2018 年的 342 人，年均增长率达到 25.26%；子长市和扶风县次之，年均增长率分别为 8.56% 和

6.87%；神木市和澄城县的年均增长率较少，分别为5.55%和3.65%，见表3-1。

2018年，五个样本县级公立医院的执业（助理）医师数排序依次是：神木市379人、子长市332人、汉滨区268人、扶风县247人、澄城县220人，神木市县级公立医院的执业（助理）医师数显著高于其他四个县区。2018年，五个样本县级公立医院的执业（助理）医师数占比均超过30.00%。其中占比最高的是子长市，达到43.80%，占比最少的是扶风县，占比约30.20%。2015—2018年，五个样本县级公立医院的执业（助理）医师数均有所增长。其中，年均增长率最高的是汉滨区，由2015年的146人增长至2018年的268人，年均增长率达到22.44%；神木市、澄城县和扶风县次之，年均增长率分别为10.62%、6.72%和5.56%；子长市执业（助理）医师数增长缓慢，年均增长率约为0.20%，见表3-1。

（3）卫生技术人员职称构成

2018年，在五个样本县级公立医院中，卫生技术人员以初级及以下职称为主。总体来看，卫生技术人员中高级职称占比最高的是扶风县，约为17.36%，其次依次是子长市（14.25%）、神木市（11.22%）、澄城县（11.08%），汉滨区的卫生技术人员中高级职称的占比最低，仅有7.57%；卫生技术人员中初级职称占比最高的是神木市，占比约75.48%，卫生技术人员中初级职称占比最低的是扶风县，占比约63.57%；卫生技术人员中中级职称占比最高的是澄城县，占比约24.21%，中级职称占比最低的是神木市，占比约13.31%，如图3-2所示。

从趋势上看，2015—2018年五个样本县级公立医院卫生技术人员高级职称占比均有所上升。其中，高级职称占比上升幅度最大的是扶风县，从2015年的11.52%上升至2018年的17.36%，增长了

5.84个百分点，其次是子长市（2.94个百分点）、澄城县（2.17个百分点）、汉滨区（1.60个百分点）、神木市（0.66个百分点）。可见，神木市县医院卫生技术人员中，高级职称的卫生技术人员数量较少，且增长缓慢，如图3-3所示。

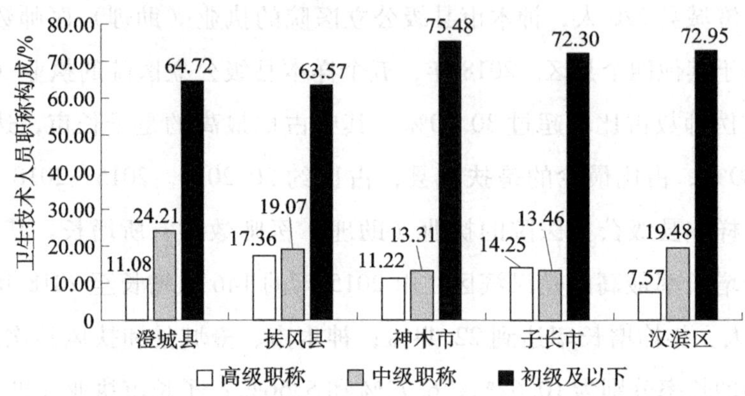

图3-2　2018年陕西省县级公立医院卫生技术人员职称构成

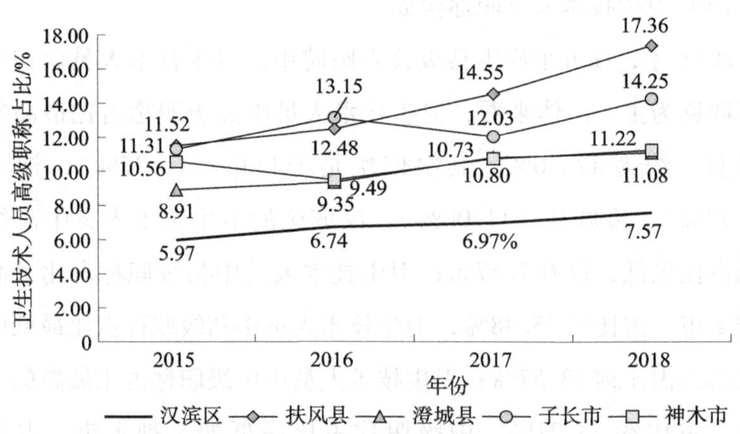

图3-3　2015—2018年样本县级公立医院卫生技术人员高级职称占比

（4）卫生技术人员学历构成

五个样本县级公立医院中，卫生技术人员的学历构成主要以本科、专科及以下为主，县级公立医院缺乏高学历人才。其中，澄城县卫生技术人员中本科学历的占比相比其他县区处于较高水平，占比约61.19%，专科及以下学历的占比相比其他县区处于较低水平，占比为38.50%；扶风县卫生技术人员中硕士、专科及以下的占比高于其他县区，占比分别为3.76%、92.48%，本科学历占比低于其他县区，仅占3.76%；神木市卫生技术人员中专科及以下学历的占比最高，约为59.20%，其次是本科学历，占比为38.75%，硕士及博士占比分别为1.85%和0.19%；子长市卫生技术人员本科学历占比高于其他县区，占比约为62.58%，专科以及下学历的占比低于其他县区，占比约为37.02%；汉滨区卫生技术人员本科学历占比低于其他县区，占比约为36.70%，专科及以下学历的占比较高，为62.57%，如图3-4所示。

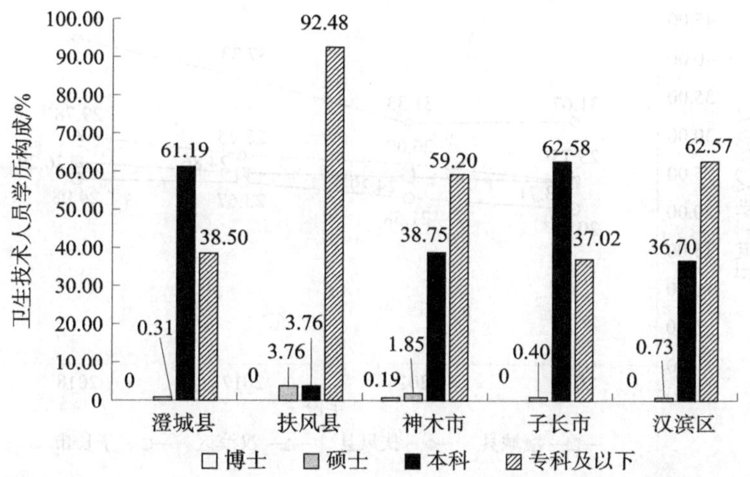

图3-4　2018年样本县级公立医院卫生技术人员学历构成

2. 社区卫生服务中心或乡镇卫生院人员配置情况

(1) 机构人员情况

1) 在岗工作人员数量。2018年，在四个样本地区中，社区卫生服务中心或乡镇卫生院平均在岗工作人员数排序依次为：扶风县42.33人、汉滨区29.78人、澄城县26.29人、子长市24.08人。扶风县的社区卫生服务中心或乡镇卫生院平均在岗工作人员数显著高于其他县区。

从趋势上看，四个样本地区的社区卫生服务中心或乡镇卫生院平均在岗人员数均逐年增加。其中，扶风县增长速度最快，由2015年的31.67人增长至2018年的42.33人，年均增长率高达10.15%；其次是汉滨区，由2015年的23.75人增长至2018年的29.78人，年均增长率约为7.83%；子长市次之，由2015年的20.25人增长至2018年的24.08人，年均增长率约为5.94%；澄城县增长速度最为缓慢，年均增长率仅有3.50%，如图3-5所示。

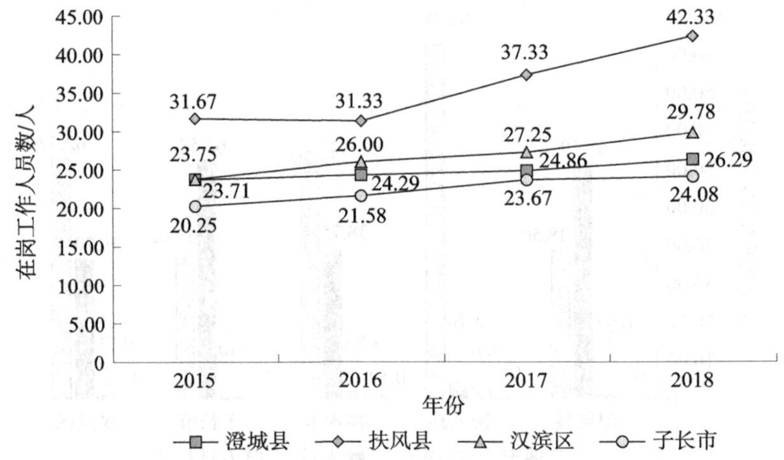

图3-5　2015—2018年社区卫生服务中心或乡镇卫生院平均在岗工作人员数

2）临聘人员占比。四个样本地区中，社区卫生服务中心或乡镇卫生院在岗工作人员以临聘人员为主。2018年，四个样本地区社区卫生服务中心或乡镇卫生院临聘人员比例排序依次为扶风县（93.72%）、汉滨区（79.85%）、澄城县（76.99%）、子长市

(64.37%)，扶风县社区卫生服务中心或乡镇卫生院临聘人员的比例显著高于其他县区，如图3-6所示。

从趋势上看，汉滨区及扶风县的社区卫生服务中心或乡镇卫生院临聘人员比例波动上升，子长市及澄城县的社区卫生服务中心或乡镇卫生院临聘人员比例波动下降。汉滨区的社区卫生服务中心或乡镇卫生院临聘人员比例从2015年的77.89%波动增长至2018年的79.85%；扶风县的社区卫生服务中心或乡镇卫生院临聘人员比例从2015年的92.63%波动增长至2018年的93.72%；子长市的社区卫生服务中心或乡镇卫生院临聘人员比例从2015年的68.72%波动下降至2018年的64.37%；澄城县的社区卫生服务中心或乡镇卫生院临聘人员比例从2015年的79.77%波动下降至76.99%，如图3-6所示。

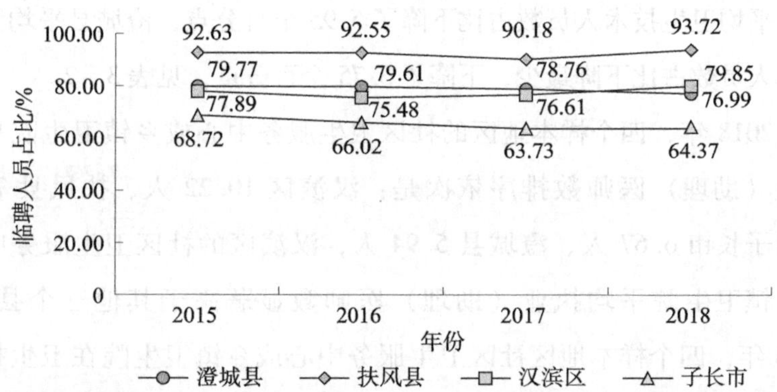

图3-6 2015—2018年样本地区社区卫生服务中心或乡镇卫生院临聘人员比例

(2) 卫生技术人员情况

1) 卫生技术人员构成。四个样本地区中，社区卫生服务中心或乡镇卫生院的在岗工作人员主要由卫生技术人员构成。2018年各县社区卫生服务中心或乡镇卫生院平均卫生技术人员数排序依次为：汉滨区29.78人、子长市24.08人、扶风县22人、澄城县21.82人。汉滨区的社区卫生服务中心或乡镇卫生院平均卫生技术人员数显著高于其他县区。2018年，各县社区卫生服务中心或乡镇卫生院平均卫生技术人员数占在岗工作人员数的比例均在50.00%以上，其中占比最高的是汉滨区，占比约为88.42%；扶风县的社区卫生服务中心或乡镇卫生院平均卫生技术人员数占比最低，约占51.79%，见表3-2。

从趋势上看，2015—2018年四个样本地区社区卫生服务中心或乡镇卫生院的平均卫生技术人员数均有所增加。其中，增长率最高的是汉滨区，从2015年的23.75人增长至2018年的29.78人，年均增长率约为7.83%；其次依次是子长市（5.94%）、澄城县（1.99%）、扶风县（0.77%）。在卫生技术人员数占比方面，除汉滨区外的三个县区占比均有所下降。其中，扶风县的社区卫生服务中心或乡镇卫生院平均卫生技术人员数占比下降最多，下降了15.92个百分点，其次是子长市，平均卫生技术人员数占比下降了5.95个百分点，澄城县平均卫生技术人员数占比下降最少，下降了3.75个百分点，见表3-2。

2018年，四个样本地区的社区卫生服务中心或乡镇卫生院平均执业（助理）医师数排序依次是：汉滨区10.22人、扶风县7.33人、子长市6.67人、澄城县5.94人，汉滨区的社区卫生服务中心或乡镇卫生院平均执业（助理）医师数显著高于其他三个县区。2018年，四个样本地区社区卫生服务中心或乡镇卫生院在卫生技术人员的构成中执业（助理）医师占比均在27.00%以上。其中占比最高的是汉滨区，达到38.82%，占比最少的是澄城县，占比约27.22%。2015—2018年，除扶风县外的三个样本地区社区卫生服务中心或乡镇卫生院的平均执业（助理）医师数均有所增长。其中，年均增长率最高的是汉滨区，由2015年的7.00人增长至2018年的10.22人，年均增长率达到13.44%；子长市和澄城县次之，年均增长率分别为9.50%和5.42%；扶风县执业（助理）医师数略有所下降，年均增长率约为-0.76%，见表3-2。

2018 年，四个样本地区的社区卫生服务中心或乡镇卫生院的卫生技术人员中，在全科医师岗位上工作的平均医师数排序依次是：汉滨区 3.44 人、澄城县 1.71 人、子长市 1.50 人、扶风县 1.00 人，汉滨区的社区卫生服务中心或乡镇卫生院在全科医师岗位上工作的平均医师数显著高于其他三个县区。2015—2018 年，子长市和澄城县社区卫生服务中心或乡镇卫生院在全科医师岗位上工作的平均医师数有所增长，年均增长率分别为 1.37% 和 0.59%；扶风县和澄城县社区卫生服务中心或乡镇卫生院在全科医师岗位上工作的平均医师数有所下降，年均增长率分别为 -12.64% 和 -2.24%。2015—2018 年，四个样本地区社区卫生服务中心或乡镇卫生院在全科医师岗位上工作的平均医师数占卫生技术人员的比例均有所下降。其中，下降幅度最大的是汉滨区，从 2015 年的 14.21% 下降至 2018 年的 11.55%，下降了 2.66 个百分点；其次是扶风县，从 2015 年的 6.98% 下降至 2018 年的 4.55%，下降了 2.43 个百分点；澄城县次之，从 2015 年的 8.91% 下降至 2018 年的 7.84%，下降了 1.07 个百分点；子长市下降幅度最小，从 2015 年的 7.13% 下降至 2018 年的 6.23%，下降了 0.9 个百分点，见表 3-2。

表 3-2　2015—2018 年样本地区社区卫生服务中心或乡镇卫生院卫生技术人员平均数量及占比

项目	地区	2015 年		2016 年		2017 年		2018 年		年均增长率（%）
		人数	占比（%）	人数	占比（%）	人数	占比（%）	人数	占比（%）	
卫生技术人员	汉滨区	23.75	88.42	26.00	87.98	27.25	88.53	29.78	88.42	7.83
	澄城县	20.57	86.75	21.14	87.06	22.00	88.50	21.82	83.00	1.99
	子长市	20.25	84.85	21.58	84.24	23.67	81.43	24.08	78.90	5.94
	扶风县	21.50	67.89	15.67	50.00	17.33	46.43	22.00	51.97	0.77

续表

项目	地区	2015 年		2016 年		2017 年		2018 年		年均增长率（%）
		人数	占比（%）	人数	占比（%）	人数	占比（%）	人数	占比（%）	
其中：										
执业（助理）医师	汉滨区	7.00	33.33	8.50	37.16	8.88	36.79	10.22	38.82	13.44
	澄城县	5.07	24.65	5.21	24.66	5.50	25.00	5.94	27.22	5.42
	子长市	5.08	29.59	5.42	29.79	6.25	32.43	6.67	35.11	9.50
	扶风县	7.50	34.88	8.50	54.26	7.67	44.23	7.33	33.32	-0.76
在全科医师岗位上工作的医师	汉滨区	3.38	14.21	3.50	13.46	3.25	11.93	3.44	11.55	0.59
	澄城县	1.83	8.91	1.83	8.67	1.85	8.41	1.71	7.84	-2.24
	子长市	1.44	7.13	1.44	6.69	1.56	6.57	1.50	6.23	1.37
	扶风县	1.50	6.98	1.50	9.57	1.50	8.66	1.00	4.55	-12.64

2015—2018 年，扶风县和澄城县的社区卫生服务中心或乡镇卫生院注册全科医师数占在全科医师岗位上工作的医师数的比例有所增加。其中，增幅最大的是扶风县，从 2015 年的 44.67% 增长至 2018 年的 100.00%，增长了 55.33 个百分点。可见，到 2018 年，扶风县的社区卫生服务中心或乡镇卫生院全科医师工作仅由一个注册全科医师负责已成为该地区的普遍现象。澄城县从 2015 年的 90.16% 增长至 2018 年的 94.47%，增长了 4.31 个百分点。子长市和汉滨区的社区卫生服务中心或乡镇卫生院注册全科医师数占在全科医师岗位上工作的医师数的比例有所下降。其中，子长市降幅最大，从 2015 年的 63.89% 下降至 2018 年的 51.85%，下降了 12.04 个百分点。汉滨区略有下降，从 2015 年的 82.25% 下降至 2018 年的 79.94%，下降了 2.31 个百分点，如图 3-7 所示。

2）社区卫生服务中心或乡镇卫生院卫生技术人员学历及职称构成。2018 年，四个样本地区社区卫生服务中心或乡镇卫生院的卫生技术人员中大专及以上学历占比排序依次为：扶风县（84.86%）、子长市（81.31%）、汉滨区（73.14%）、澄城县（62.01%），扶风县的社区卫生服务中心或乡镇卫生院卫生技术人员中大专及以上学历占比明显高于其他县区。2015—2018年，除子长市外的其他三个县区社区卫生服务中心或乡镇卫生院大专及以上学历卫生技术人员占比均有所上升。其中，扶风县增幅最大，从2015年的54.26%增长至2018年的84.86%；其次是汉滨区，从2015年的64.76%增长至2018年的73.14%；澄城县的增幅最小，从2015年的58.34%增长至2018年的62.01%，如图3-8所示。

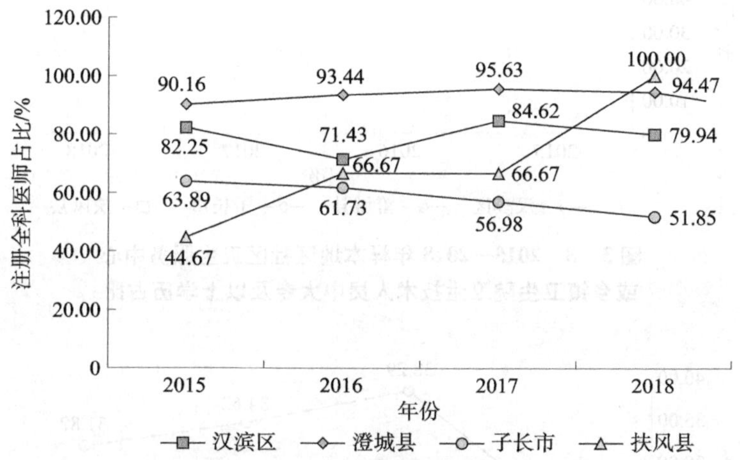

图3-7　2015—2018年四个样本地区社区卫生服务中心或乡镇卫生院注册全科医师占比

2018年，四个样本地区社区卫生服务中心或乡镇卫生院卫生技术人员中，中级及以上职称医生占比排序依次为：扶风县（31.82%）、汉滨区（17.53%）、澄城县（16.73%）、子长市（13.83%），扶风县的社区卫生服务中心或乡镇卫生院卫生技术人员中中级及以上职称医生占比明显高于其他县区。2015—2018年，扶风县和子长市社区卫生服务中心或乡镇卫生院中级及以上职称医生占比有所上升。其中，扶风县增幅最大，从 2015 年的 23.26% 增长至 2018 年的 31.82%；子长市从 2015 年的 10.32% 增长至 2018 年的 13.83%。澄城县和汉滨区社区卫生服务中心或乡镇卫生院中级及以上职称医生占比略微下降，分别从 2015 年的 20.66% 和 17.89% 下降至 2018 年的 16.73% 和 17.53%，如图 3－9 所示。

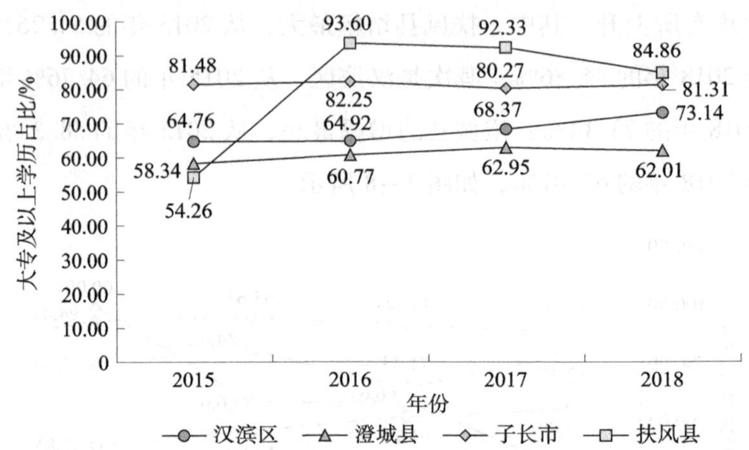

图 3－8　2015—2018 年样本地区社区卫生服务中心或乡镇卫生院卫生技术人员中大专及以上学历占比

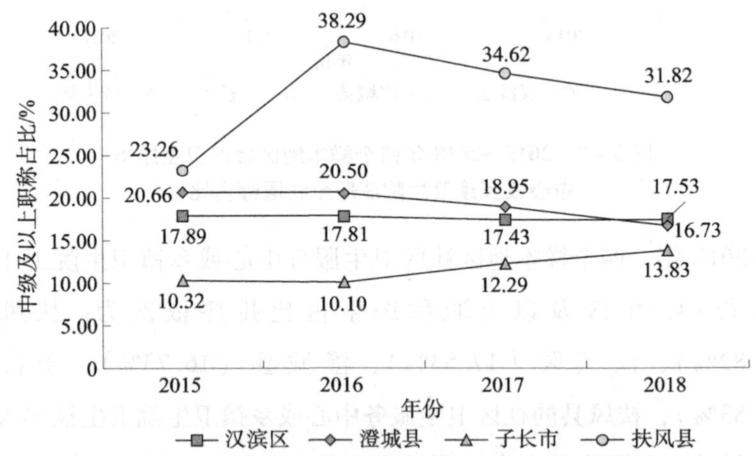

图 3－9　2015—2018 年样本地区社区卫生服务中心或乡镇卫生院中级及以上职称医生占比

（3）中医医师数

2018 年，四个样本地区社区卫生服务中心或乡镇卫生院中平均中医医师数排序依次为：澄城县 3. 65 人、子长市 2. 36 人、汉滨区 2. 11 人、扶风县 1. 33 人，澄城县的社区卫生服务中心或乡镇卫生院平均中医医师数明显高于其他县区。2015—2018 年，除扶风县外的其他三个县区社区卫生服务中心或乡镇卫生院平均中医医师数均有所上升。其中，子长市增幅最大，从 2015 年的 1. 11 人增长至 2018 年的 2. 36 人，年均增长率约 28. 59%；其次是澄城县，从 2015 年的 1. 92 人增长至 2018 年的 3. 65 人，年均增长率约 23. 88%；汉滨区的增幅最小，从 2015 年的 1. 88 人增长至 2018 年的 2. 11 人，年均增长率约 3. 92%。扶风县社区卫生服务中心或乡镇卫生院平均中医医师数有所下降，从 2015 年的 2. 00 人下降至 2018 年的 1. 33 人，年均增长率为 -12. 71%，见表 3 -3。

表 3 -3　2015—2018 年样本地区基层医疗卫生机构平均中医医师数

地区	2015 年	2016 年	2017 年	2018 年	年均增长率（%）
汉滨区	1. 88	2. 00	1. 88	2. 11	3. 92
澄城县	1. 92	2. 08	2. 08	3. 65	23. 88
子长市	1. 11	1. 80	2. 00	2. 36	28. 59
扶风县	2. 00	2. 00	2. 00	1. 33	-12. 71

（4）公共卫生人员构成

2018 年在四个样本地区中，各社区卫生服务中心或乡镇卫生院从事公共卫生服务的平均人员数排序依次为：子长市 13. 82 人、扶风县 10. 00 人、汉滨区 8. 56 人、澄城县 6. 65 人。子长市的社区卫生服务中心或乡镇卫生院从事公共卫生服务的平均人员数显著高于其他县区，见表 3 -4。

从趋势上看，2015—2018 年四个样本地区社区卫生服务中心或乡镇卫生院从事公共卫生服务的平均人员数均逐年增加。其中，增长率最高的是汉滨区，从 2015 年的 5.25 人增长至 2018 年的 8.56 人，年均增长率约为 17.70%；其次依次是扶风县（10.91%）、澄城县（9.45%）、扶风县（3.54%）。在从事公共卫生服务的平均人员数占比方面，除子长市外的三个县区占比均有所上升。其中，汉滨区社区卫生服务中心或乡镇卫生院从事公共卫生服务的平均人员数占比增长最多，增长了 6.63 个百分点，其次是澄城县，增长了 3.90 个百分点，扶风县略微增长了 0.46 个百分点，见表 3－4。

2018 年，四个样本地区的社区卫生服务中心或乡镇卫生院平均专职公共卫生人员数排序依次是：子长市 8.27 人、扶风县 6.67 人、汉滨区 6.56 人、澄城县 3.76 人，子长市的社区卫生服务中心或乡镇卫生院平均专职公共卫生人员数明显高于其他三个县区。2018 年，四个样本地区社区卫生服务中心或乡镇卫生院在从事公共卫生服务的人员中专职公共卫生人员占比均在 50.00% 以上。其中占比最高的是汉滨区，达到 76.64%，占比最少的是澄城县，占比约为 56.54%。2015—2018 年，四个样本地区社区卫生服务中心或乡镇卫生院的平均专职公共卫生人员数均有所增长。其中，年均增长率最高的是汉滨区，由 2015 年的 4.00 人增长至 2018 年的 6.56 人，年均增长率达到 17.93%；子长市和澄城县次之，年均增长率分别为 7.11% 和 3.82%；扶风县年均增长率约为 3.59%，见表 3－4。

2018 年，四个样本地区的社区卫生服务中心或乡镇卫生院平均公共卫生医师数排序依次是：子长市 3.42 人、汉滨区 2.11 人、扶风县 1.67 人、澄城县 0.53 人，子长市的社区卫生服务中心或乡镇卫生院平均公共卫生医师数明显高于其他三个县区。2015—2018 年，扶风县、汉滨区、澄城县三个地区社区卫生服务中心或乡镇卫生院的公共卫生医师数均有所增长。其中，年均增长率最高的是扶风县，由 2015 年的

1.00 人增长至 2018 年的 1.67 人，年均增长率达到 18.64%；汉滨区和澄城县次之，年均增长率分别为 3.92% 和 1.96%。子长市的社区卫生服务中心或乡镇卫生院的平均公共卫生医师数略有减少，年均增长率为 -0.77%，见表 3-4。

2018 年，四个样本地区的社区卫生服务中心或乡镇卫生院平均护理人员数排序依次是：子长市 4.75 人、汉滨区 3.89 人、扶风县 3.33 人、澄城县 2.59 人，子长市的社区卫生服务中心或乡镇卫生院平均护理人员数明显高于其他三个县区。2018 年，四个样本地区社区卫生服务中心或乡镇卫生院在从事公共卫生服务的人员中护理人员占比均在 30.00% 以上。其中占比最高的是汉滨区，达到 45.44%，占比最少的是扶风县，占比约 33.30%。2015—2018 年，扶风县、汉滨区、澄城县三个地区社区卫生服务中心或乡镇卫生院的平均护理人员数均有所增长。其中，年均增长率最高的是扶风县，由 2015 年的 1.33 人增长至 2018 年的 3.33 人，年均增长率达到 35.79%；汉滨区和澄城县次之，年均增长率分别为 12.80% 和 9.00%；子长市年均增长率为 -0.35%，见表 3-4。

表 3-4　2015—2018 年社区卫生服务中心或乡镇卫生院公共卫生服务人员平均数量及占比

项目	地区	2015 年		2016 年		2017 年		2018 年		年均增长率（%）
		人数	占比（%）	人数	占比（%）	人数	占比（%）	人数	占比（%）	
从事公共卫生服务人员数	汉滨区	5.25	22.11	5.88	22.60	6.38	23.39	8.56	28.74	17.70
	澄城县	5.07	21.39	5.14	21.18	5.69	22.89	6.65	25.29	9.45
	子长市	12.45	61.50	13.00	60.23	13.82	58.39	13.82	57.39	3.54
	扶风县	7.33	23.16	8.00	25.53	10.00	26.79	10.00	23.62	10.91

续表

项目	地区	2015年		2016年		2017年		2018年		年均增长率（%）
		人数	占比（%）	人数	占比（%）	人数	占比（%）	人数	占比（%）	
其中：										
专职公共卫生人员数	汉滨区	4.00	76.19	4.38	74.47	4.75	74.51	6.56	76.64	17.93
	澄城县	3.36	66.33	3.36	65.4	3.82	67.14	3.76	56.54	3.82
	子长市	6.73	54.01	7.09	54.55	7.73	55.92	8.27	59.84	7.11
	扶风县	6.00	81.82	6.33	79.17	7.00	70.00	6.67	66.70	3.59
公共卫生医师数	汉滨区	1.88	35.71	1.88	31.91	2.00	31.37	2.11	24.65	3.92
	澄城县	0.50	9.86	0.63	12.15	0.78	13.71	0.53	7.97	1.96
	子长市	3.50	28.10	3.60	27.69	4.20	30.39	3.42	24.75	-0.77
	扶风县	1.00	13.64	1.00	12.50	1.67	16.67	1.67	16.70	18.64
护理人员数	汉滨区	2.71	51.70	2.86	48.63	3.14	49.30	3.89	45.44	12.80
	澄城县	2.00	39.44	2.00	38.89	2.08	36.56	2.59	38.95	9.00
	子长市	4.80	38.54	5.20	40.00	5.40	39.08	4.75	34.37	-0.35
	扶风县	1.33	18.18	2.00	25.00	2.33	23.33	3.33	33.30	35.79

3. 村卫生室人员配置情况

在四个样本地区中，共调查村医514名。在被调查的村医中，男性占比较高；年龄主要集中在41岁及以上；学历结构主要以中专为主；村医的资格结构中以乡村医生为主。

（1）村医年龄结构

总体来看，样本地区村医年龄结构不合理，普遍呈现老龄化。四个样本地区共获取了502名村医的有效年龄数据。其中，70.00%以上的村医集中在41～65岁，41～50岁的占比最多，约占43.82%，51～65岁占比约32.47%，见表3－5。

四个样本地区相比较来说，子长市的村医年龄分布较为分散，且较其他三个县区年轻化。首先，子长市的村医年龄结构中，占比最高的年龄段为31～40岁，约为38.64%，明显高于其他三个县区；其次，调查的子长市村医中，年龄在30岁以下的约占9.09%，明显高于其他三个县区；最后，子长市41岁及以上年龄段的村医，对比其他三个县区处于较低水平，尤其是41～50岁的村医占比明显处于四个县区中的最低水平，见表3-5。

在51岁及以上的年龄段中，各县区的村医占比排序依次为：澄城县（43.10%）、扶风县（40.48%）、子长市（27.28%）、汉滨区（26.17%）。可见，四个县区中澄城县和扶风县村卫生室村医老龄化问题最为严重，其51岁及以上的村医占比明显高于调查地区的平均水平，见表3-5。

表3-5　2018年样本地区村卫生室村医年龄结构

年龄段	汉滨区		澄城县		子长市		扶风县		总体	
	人数	占比（%）	人数	占比（%）	人数	占比（%）	人数	占比（%）	人数	占比（%）
30岁以下	2	1.87	3	1.66	8	9.09	4	3.17	17	3.39
31～40岁	20	18.69	19	10.50	34	38.64	11	8.73	84	16.73
41～50岁	57	53.27	81	44.75	22	25.00	60	47.62	220	43.82
51～65岁	24	22.43	67	37.02	23	26.14	49	38.89	163	32.47
65岁以上	4	3.74	11	6.08	1	1.14	2	1.59	18	3.59
总计	107	100.00	181	100.00	88	100.00	126	100.00	502	100.00

（2）村医学历结构

总体来看，样本地区村医的学历结构不合理，村医的学历普遍较低。四个样本地区共获取了497名村医的有效学历数据。其中，占比最大的是中专学历，约为67.00%；其次为大专及以上，占比约20.52%；高中学历和初中及以下学历的村医占比较少，分别为4.83%和7.65%，见表3-6。

四个样本地区相比较来说，子长市具有初中及以下和高中学历的村医占比明显高于其他三个县区，分别为12.36%和8.99%，具有中专学历的村医占比明显低于其他三个县区，占比为50.56%。四个样本地区中，具有大专及以上学历的村医占比排序依次为：汉滨区（29.91%）、子长市（28.09%）、扶风县（21.88%）、澄城县（9.83%），汉滨区具有大专及以上学历的村医占比明显高于其他三个县区。澄城县具有大专及以上学历的村医占比最低，可见澄城县村医学历结构严重失衡，卫生人力资源质量较低，见表3-6。

表3-6 2018年样本地区村卫生室村医学历结构

学历	汉滨区		澄城县		子长市		扶风县		总体	
	人数	占比（%）	人数	占比（%）	人数	占比（%）	人数	占比（%）	人数	占比（%）
初中及以下	3	2.80	17	9.83	11	12.36	7	5.47	38	7.65
高中	4	3.74	7	4.05	8	8.99	5	3.91	24	4.83
中专	68	63.5	132	76.30	45	50.56	88	68.75	333	67.00
大专及以上	32	29.91	17	9.83	25	28.09	28	21.88	102	20.52
总计	107	100.00	173	100.00	89	100.00	128	100.00	497	100.00

（3）村医资格结构

总体来看，样本地区村医的资格结构不合理，农村严重缺少执业（助理）医师。四个样本地区中有70.26%的村医仅具有乡村医生执业证书，具有执业助理医师资格的村医占21.96%，仅有5.79%的村医具有执业医师资格。可见，调查地区村卫生室的卫生人力资源严重缺乏，人力资源的空缺主要依靠乡村医生填补，见表3-7。

四个样本地区相比较来说，汉滨区村医中具有执业（助理）医师资格的占比明显高于其他三个县区，占比达30.84%；且汉滨区村医中仅具有乡村医生执业资格的占比明显低于其他三个县区，占比为60.75%。四个样本地区中，具有执业医师资格的村医占比排序依次为：子长市（9.09%）、汉滨区（8.41%）、扶风县（6.25%）、澄城县（2.25%）。子长市具有执业医师资格的村医占比明显高于其他三个县区，澄城县具有执业医师资格的村医占比最低，见表3－7。

表3－7　2018年样本地区村卫生室村医资格结构

资格	汉滨区		澄城县		子长市		扶风县		总体	
	人数	占比（%）	人数	占比（%）	人数	占比（%）	人数	占比（%）	人数	占比（%）
乡村医生	65	60.75	124	69.66	68	77.27	95	74.22	352	70.26
执业（助理）医师	33	30.84	42	23.60	10	11.36	25	19.53	110	21.96
执业医师	9	8.41	4	2.25	8	9.09	8	6.25	29	5.79
其他	0	—	8	4.49	2	2.27	0	—	10	2.00
总计	107	100.00	178	100.00	88	100.00	128	100.00	501	100.00

4. 质性访谈分析

（1）基层医疗卫生机构卫生人员总量不足

2015—2018年基层医疗卫生机构的在岗人员数虽然有所上升，但卫生人员总量仍不能满足需求。近年来我国在基层开展了健康教育、健康扶贫等多项重点工作，使得基层医疗卫生机构对卫生人员的需求也逐年上升。多数基层医疗卫生机构的关键岗位工作人员往往身兼数职，全科医生等基层骨干医疗卫生力量冗事缠身。

现在基层真的很缺人，我现在在卫生院一个人要负责多项工作，如我们乡镇的公卫工作，我还是卫生院的健康扶贫专干，卫生院的信息化也是我在做，健康教育、新农合报账都是我在做。做这些工作还跟坐诊不一样，这些都不算绩效的，所以工资是全额拨款的死工资，所以也招聘不来。（某乡镇卫生院医生访谈记录）

（2）基层医疗卫生机构在岗人员以临聘为主

基层医疗卫生机构的卫生人员编制数较少，且对在编人员的学历要求较高（本科及以上），但受基层医疗卫生机构待遇低、条件差的限制，本科学历及以上的医学生少有下沉到基层的意愿，因此各基层医疗卫生机构只能面向各地方职业技术学校招聘临聘员工。但目前多数基层医疗卫生机构尚未实现“同工同酬”，临聘人员与在编人员的薪酬待遇仍有较大差距。因此，临聘人员的流动性较大、离职率较高，对基层医疗卫生机构的正常运转造成影响。

现在考编的门槛太高，规定考取编制的人员必须是本科学历，但是本科学历的医学生大都不愿意来基层，我们只能自降门槛去地方的职业技术学院招聘临聘人员。（某乡镇卫生院院长访谈记录）

（3）基层医疗卫生机构缺乏医技和公卫人员

基层医疗卫生机构严重缺乏医技人员，很多乡镇正在探索其他的解决办法，如自己培训影像人员等。同时，当下乡镇卫生院专职的公卫人员数量不足，公卫服务由乡镇卫生院的骨干人员担任，挤占了医疗方面的工作。

现在考编的医技人员学历要求必须是本科以上，但是比如影像这方面的医技人员基层并不需要有学历要求，影像技术易学，高校培养的影像人员流向基层会导致很多本科人才浪费掉了。（某乡镇卫生院院长访谈记录）

5. 典型案例分析

（1）建设背景

澄城县，隶属于陕西省渭南市，位于陕西关中盆地东部，下辖1个街道，9个镇。截至2017年末，澄城县常住人口39.3224万人，地区生产总值（GDP）85.69亿元。

（2）以绩效吸引人才、以特色学科留住人才

澄城县寺前中心卫生院是一家卫生人员较为充足的卫生院，多年来以内科特色学科建设著称，2018年机构总收入为1090万元。寺前中心卫生院现有医护人员共计56人，其中，有2名副主任医师、43名医技人员、13名注册护士，具有执业医师资格的共有14人，从事公共卫生服务的人员6名，具有中级职称的共有6名，该卫生院的人力资源配备在四个县区所调查的社区卫生服务中心或乡镇卫生院中处于领先水平。根据访谈资料，该卫生院引得来、留得住人才的主要原因与绩效管理和特色学科建设息息相关。首先，在人员绩效管理方面，卫生院院长表示："一定要做好绩效，才能留得住人，要想人才不流失，一定要把医生的利益保障好。"寺前中心卫生院将每年卫生院收支结余的30%用作在岗工作人员的绩效工资。卫生院院长还表示："我们的绩效考核主要是以病人的服务数量为标准，最高的每个月能拿到7000~8000元的绩效奖励……在基层，患者看病是认人的，患者觉得哪个大夫好，哪个大夫的门诊量就大，那么绩效就会更高。"其次，在特色学科建设方面，卫生院院长表示："我们的内科相对地从技术实力上来讲，是很强的。我们内科的大夫去县级医院（如中医院）可以当科主任。"该卫生院内科特色学科带头人为前任院长，前任院长在学科建设的过程中为卫生院不断培养新的人才。就此，卫生院院长还表示："我们有一句俗话说，

寺前医院是县中医院的培养基地，县中医院是县医院的培养基地。”可见，寺前中心卫生院因为特色学科建设不断提高了该卫生院卫生人力的再创造能力。

(3) 经验推广

基层要想引得来、留得住人才，一定要抓住绩效管理和特色学科建设。医院只有加强了薪酬水平和自身能力建设，才能提高基层卫生人力的自身创造力，为基层卫生事业注入新的活力。

二、卫生经费资源现状

(一) 基层医疗卫生机构财务管理现状

1. 财务和资产管理

样本地区县镇两级医疗机构之间，实施财务统一管理、单独核算，资产统一登记、分别建立台账的方式。镇卫生院开展业务所需设备可由县级医院灵活调配。乡镇卫生院实行全额预算管理，采取财政拨付总额预算方式。确定总额时，以核算的区域医疗卫生工作总量为基础预算拨付，综合考察区域基本公共卫生服务、基本医疗服务、参与公共卫生管理工作、中医药工作开展情况和群众满意度等各项指标，确定不同的补助标准。对基层医疗卫生体系建立了多渠道补偿机制，由政府购买县域内所需的公共卫生服务、医疗救助服务和公立医院所需的大型设备等。所有乡镇卫生院严格实行收支两条线，保持县级公立医院与乡镇卫生院的财务独立性，同时有助于发挥公立医疗卫生机构的公益性。

为支持基层医疗卫生机构发展，扶风县卫计局发文明确：乡镇卫生院业务收支结余主要用于乡镇卫生院的建设、提高医务人员待遇水平、搞好公共卫生服务，县级医院不得上收。乡镇卫生院财务制度执行情况由县级医院进行监督和指导。汉滨区乡镇卫生院同样实行全额预算管理，但相较于其他县区，汉滨区人口众多、医疗卫生工作总量巨大，财政拨付总额不足。子长市为建设基层医疗卫生机构优势学科，设立重点学科发展基金；以奖代补，设置人才培训、乡镇卫生院院长奖励金等专项基金，支持基层医疗卫生工作建设。

2. 财务核算和凭证管理

针对基层医疗卫生机构存在的资金管理科目设置不规范、备查账设置不明确，基本公共卫生经费与医疗收入等混建混支，列支不合规，村级经费兑现佐证资料缺乏，绩效考核指标不严谨、考核不细、考核结果与资金拨付未挂钩等问题，各地制定了财务核查与管理规范。在实施区域卫生工作县镇一体化管理模式后，县级医疗机构对基层乡镇卫生院财务的核查责任被一再强调。村卫生室财务由乡镇卫生院统一专人专账，统一管理核算。基层医疗卫生机构不断建立健全各类账、册、卡、簿，做到核算准确，手续齐全，票据、印章和收费标准统一，收款有单据，收支有明细，账账相符，账实相符，村卫生室定期向乡镇卫生院报账，接受各级的财务监督检查。

针对基层医疗卫生机构挪用公共卫生经费的现象，扶风县落实项目资金管理有关要求，严厉打击挪用公共卫生经费，按照服务数量、质量和群众满意度进行考核后拨付资金，做到专款专用、专账专册。汉滨区卫计局转发陕西省财政厅等四部门关于印发《公共卫生服务补助资金管理实施细则（暂行）》的通知、关于修订《公共卫生服务补助资金管理实施细则（暂行）》的通知，规范公共卫生经费标准和使用流程。子长市乡镇卫生院公共卫生资金拨付实行申报制，卫生院需详细汇总每阶段公共卫生工作量，经县考核小组复核后拨付资金。

（二）基层医疗卫生机构经费配置现状

1. 县级公立医院

（1）医院收支情况

1）总收入。五个样本地区中，2018 年县级公立医院总收入排序依次为：神木市 55813 万元、扶风县 26611 万元、子长市 20718 万元、澄城县 19138 万元、汉滨区 18746 万元，如图 3－10 所示。2015—2018 年样本地区县级公立医院总收入构成变化情况见表 3－8。

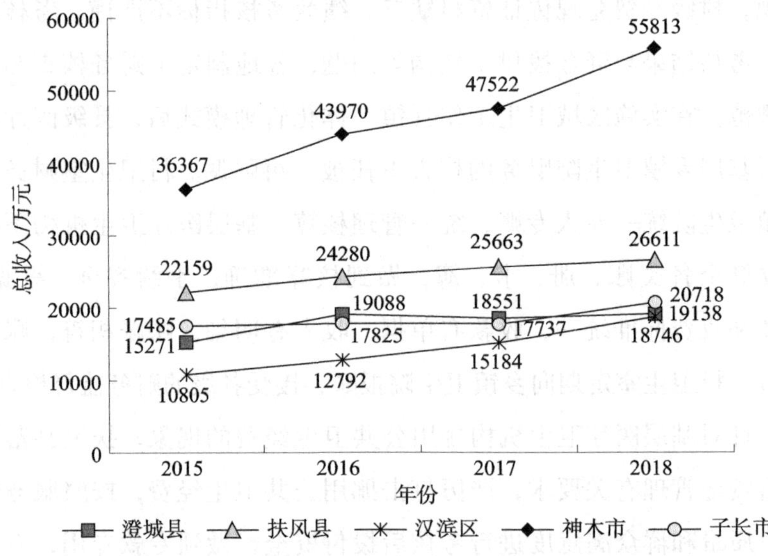

图 3－10　2015—2018 年样本地区县级公立医院总收入变化情况

表3－8　2015—2018年样本地区县级公立医院总收入构成变化情况

地区	2015年		2016年		2017年		2018年		年均增长率（%）
	金额（万元）	占比（%）	金额（万元）	占比（%）	金额（万元）	占比（%）	金额（万元）	占比（%）	
财政补助收入									
澄城县	3398	22.25	4987	26.13	4217	22.73	3729	19.48	3.15
扶风县	3597	16.23	3667	15.10	3299	12.85	3428	12.88	－1.59
汉滨区	1857	17.19	2239	17.50	1753	11.55	1432	7.64	－8.30
神木市	12797	35.19	13700	31.37	13084	27.53	15625	28.00	6.88
子长市	3896	22.28	3621	20.31	2727	15.37	3616	17.45	－2.46
药品补助收入									
澄城县	3669	24.03	4648	24.35	4455	24.01	5174	27.04	12.14
扶风县	8216	37.08	9347	38.50	9226	35.95	9372	35.22	4.49
汉滨区	2100	19.44	2491	19.47	2912	19.18	3755	20.03	21.38
神木市	6044	16.62	8064	18.47	9503	20.00	11507	20.62	23.94
子长市	2780	15.90	2939	16.49	3214	18.12	3822	18.45	11.19
医疗收入									
澄城县	8141	53.31	9376	49.12	9824	52.96	10163	53.10	7.67
扶风县	10323	46.59	11244	46.31	13121	51.13	13803	51.87	10.17
汉滨区	6730	62.29	7832	61.23	9252	60.93	12288	65.55	22.22
神木市	17427	47.92	22056	50.51	24712	52.00	28476	51.02	17.78
子长市	10766	61.57	11197	62.82	11753	66.26	13238	63.90	7.13
其他收入									
澄城县	63	0.41	77	0.40	55	0.30	72	0.38	4.55
扶风县	24	0.11	23	0.09	18	0.07	8	0.03	－30.66
汉滨区	118	1.09	230	1.80	1267	8.34	1271	6.78	120.85
神木市	99	0.27	150	0.34	223	0.47	205	0.37	27.46
子长市	43	0.25	68	0.38	43	0.24	42	0.20	－0.78

从趋势上看，2015—2018年县级公立医院总收入总体上有所增长。神木市由2015年的36367万元上升至2018年的55813万元，年均增长率为15.35%；扶风县由2015年的22159万元上升至2018年的26611万元，年均增长率为6.29%；子长市由2015年的17485万

元上升至2018年的20718万元，年均增长率为5.82%；澄城县由2015年的15271万元上升至2018年的19138万元，年均增长率为7.81%；汉滨区由2015年的10805万元快速上升至2018年的18746万元，年均增长率为20.16%；汉滨区县级公立医院总收入年均增长率显著高于其他区县。

①财政补助收入。五个样本地区中，2018年县级公立医院财政补助收入排序依次为：神木市15625万元、澄城县3729万元、子长市3616万元、扶风县3428万元、汉滨区1432万元，如图3-11所示。神木市的财政补助收入显著高于其他区县。

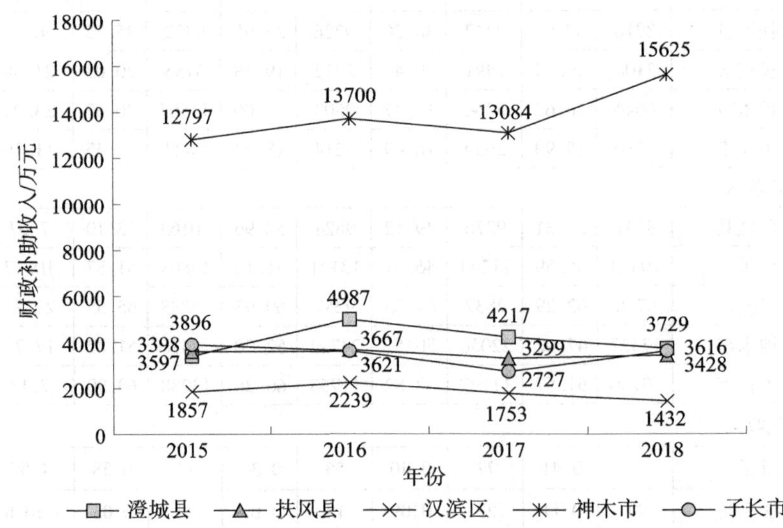

图3-11　2015—2018年样本地区县级公立医院财政补助收入变化情况

从趋势上看，2015—2018年县级公立医院财政补助收入总体上趋于下降。神木市财政补助收入由2015年的12797万元上升至2018年的15625万元，年均增长率为6.88%，占总收入比重由2015年的35.19%下降至2018年的28.00%；澄城县由2015年的3398万元缓慢上升至2018年的3729万元，年均增长率为3.15%，占总收入比重由

2015 年的 22.25% 下降至 2018 年的 19.48%；子长市由 2015 年的 3896 万元下降至 2018 年的 3616 万元，年均增长率为 -2.46%，占总收入比重由 2015 年的 22.28% 下降至 2018 年的 17.45%；扶风县由 2015 年的 3597 万元缓慢下降至 2018 年的 3428 万元，年均增长率为 -1.59%，占总收入比重由 2015 年的 16.23% 下降至 2018 年的 12.88%；汉滨区由 2015 年的 1857 万元快速下降至 2018 年的 1432 万元，年均增长率为 -8.30%，占总收入比重由 2015 年的 17.19% 下降至 2018 年的 7.64%；扶风县、汉滨区和子长市的年均增长率均为负值，财政补助收入呈负增长，汉滨区年均增长率显著低于其他区县。神木市的财政补助收入占总收入比重最高，见表 3-8。

a. 基本支出补助收入。五个样本地区中，2018 年县级公立医院基本支出补助收入排序依次为：神木市 14057 万元、子长市 3183 万元、扶风县 2318 万元、澄城县 2090 万元、汉滨区 1432 万元，如图 3-12 所示。神木市县级公立医院基本支出补助收入显著高于其他区县。

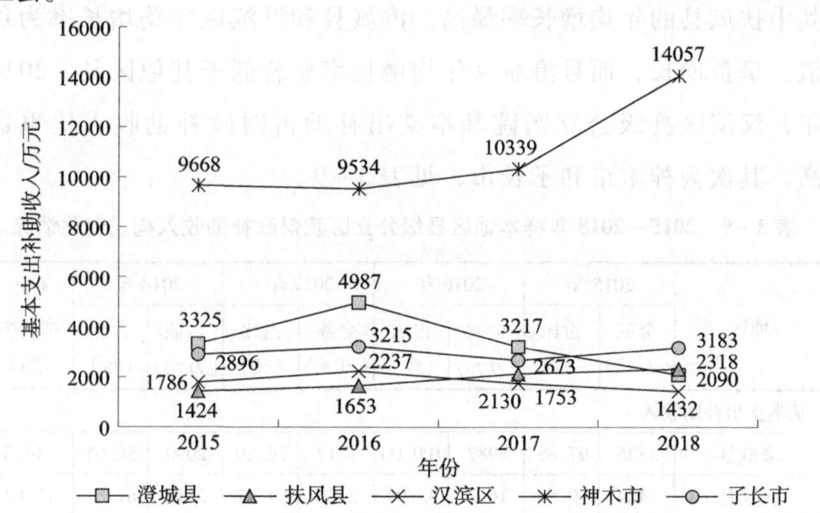

图 3-12　2015—2018 年样本地区县级公立医院基本支出补助收入变化情况

从趋势上看，2015—2018 年县级公立医院基本支出补助收入总体上有所增长。神木市基本支出补助收入由 2015 年的 9668 万元上升至 2018 年的 14057 万元，年均增长率为 13.29%，占财政补助收入比重由 2015 年的 75.55% 上升至 2018 年的 89.96%；子长市由 2015 年的 2896 万元上升至 2018 年的 3183 万元，年均增长率为 3.20%，占财政补助收入比重由 2015 年的 74.33% 上升至 2018 年的 88.03%；扶风县由 2015 年的 1424 万元上升至 2018 年的 2318 万元，年均增长率为 17.63%，显著高于其他区县，占财政补助收入比重由 2015 年的 39.59% 上升至 2018 年的 67.61%；澄城县由 2015 年的 3325 万元快速下降至 2018 年的 2090 万元，年均增长率为 -14.34%，占财政补助收入比重由 2015 年的 97.85% 下降至 2018 年的 56.05%；汉滨区由 2015 年的 1786 万元快速下降至 2018 年的 1432 万元，年均增长率为 -7.10%，占财政补助收入比重由 2015 年的 96.18% 上升至 2018 年的 100.00%。神木市与扶风县的年均增长率较高，其中扶风县的年均增长率最高。澄城县和汉滨区年均增长率为负值，呈负增长，而且澄城县年均增长率显著低于其他区县。2018 年，汉滨区县级公立医院基本支出补助占财政补助收入比重最高，其次为神木市和子长市，见表 3-9。

表 3-9　2015—2018 年样本地区县级公立医院财政补助收入构成变化情况

地区	2015 年		2016 年		2017 年		2018 年		年均增长率（%）
	金额（万元）	占比（%）	金额（万元）	占比（%）	金额（万元）	占比（%）	金额（万元）	占比（%）	
基本支出补助收入									
澄城县	3325	97.85	4987	100.00	3217	76.29	2090	56.05	-14.34
扶风县	1424	39.59	1653	45.07	2130	64.57	2318	67.61	17.63
汉滨区	1786	96.18	2237	99.91	1753	100.00	1432	100.00	-7.10

续表

地区	2015 年		2016 年		2017 年		2018 年		年均增长率（%）
	金额（万元）	占比（%）	金额（万元）	占比（%）	金额（万元）	占比（%）	金额（万元）	占比（%）	
神木市	9668	75.55	9534	69.59	10339	79.02	14057	89.96	13.29
子长市	2896	74.33	3215	88.79	2673	98.02	3183	88.03	3.20
项目支出补助收入									
澄城县	73	2.15	0	—	1000	23.71	1639	43.95	—
扶风县	2173	60.41	2014	54.93	1169	35.43	1110	32.39	-20.05
汉滨区	0	—	0	—	0	—	0	—	—
神木市	3129	24.45	4166	30.41	2745	20.98	1568	10.04	-20.57
子长市	1000	25.67	406	11.21	54	1.98	433	11.97	-24.35

b. 项目支出补助收入，三个样本地区中，2018 年县级公立医院项目支出补助收入排序依次为：神木市 1568 万元、扶风县 1110 万元、子长市 433 万元，如图 3-13 所示。

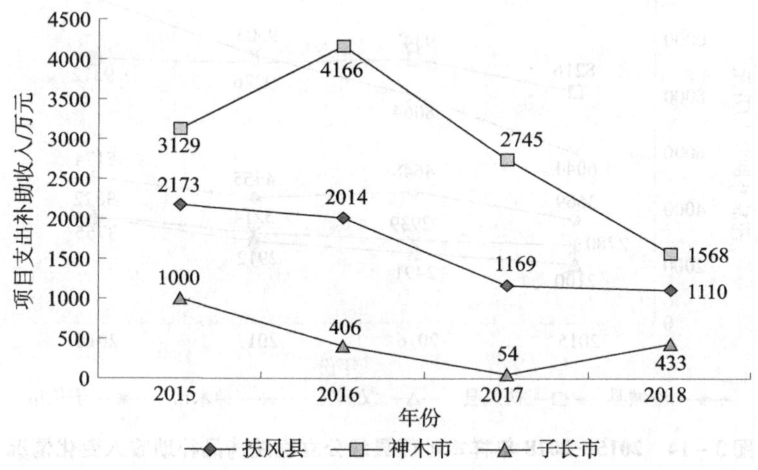

图 3-13　2015—2018 年样本地区县级公立医院项目支出补助收入变化情况

从趋势上看，2015—2018 年县级公立医院项目支出补助收入总体上趋于减少。神木市由 2015 年的 3129 万元快速下降至 2018 年的

1568 万元，年均增长率为 -20.57%，占财政补助收入比重由 2015 年的 24.45% 下降至 2018 年的 10.04%；扶风县由 2015 年的 2173 万元快速下降至 2018 年的 1110 万元，年均增长率为 -20.05%，占财政补助收入比重由 2015 年的 60.41% 下降至 2018 年的 32.39%；子长市由 2015 年的 1000 万元快速下降至 2018 年的 433 万元，年均增长率为 -24.35%，占财政补助收入比重由 2015 年的 25.67% 下降至 2018 年的 11.97%，子长市的年均增长率低于其他区县；汉滨区没有项目支出补助收入。2018 年澄城县的项目支出补助收入占财政补助收入比重最高，见表 3-9。

②药品补助收入。五个样本地区中，2018 年县级公立医院药品补助收入排序依次为：神木市 11507 万元、扶风县 9372 万元、澄城县 5174 万元、子长市 3822 万元、汉滨区 3755 万元，如图 3-14 所示。神木市的药品补助收入显著高于其他区县。

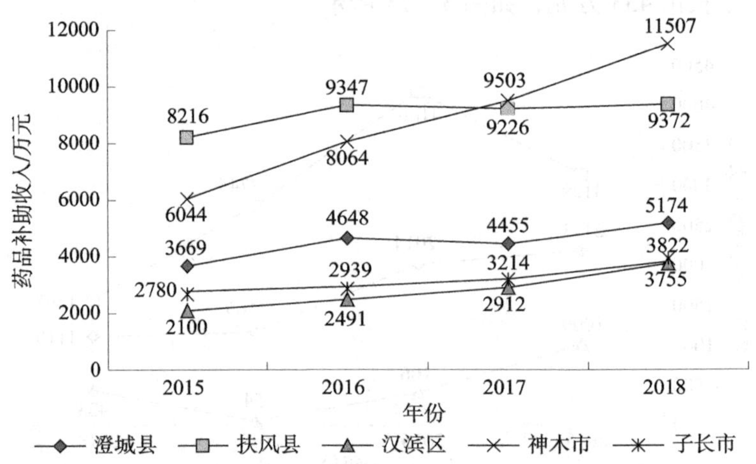

图 3-14　2015—2018 年样本地区县级公立医院药品补助收入变化情况

从趋势上看，2015—2018 年县级公立医院药品补助收入总体上有所增加。神木市由 2015 年的 6044 万元上升至 2018 年的 11507 万元，年均增长率为 23.94%，占总收入比重由 2015 年 16.62% 上升至

2018 年的 20.62%；扶风县由 2015 年的 8216 万元上升至 2018 年的 9372 万元，年均增长率为 4.49%，占总收入比重由 2015 年的 37.08%下降至 2018 年的 35.22%；澄城县由 2015 年的 3669 万元上升至 2018 年的 5174 万元，年均增长率为 12.14%，占总收入比重由 2015 年的 24.03%上升至 2018 年的 27.04%；子长市由 2015 年的 2780 万元上升至 2018 年的 3822 万元，年均增长率为 11.19%，占总收入比重由 2015 年的 15.90%上升至 2018 年的 18.45%；汉滨区由 2015 年的 2100 万元上升至 2018 年的 3755 万元，年均增长率为 21.38%，占总收入比重由 2015 年的 19.44%上升至 2018 年的 20.03%。由以上分析可知，扶风县的县级公立医院药品补助收入年均增长率显著低于其他区县。2018 年，扶风县的县级公立医院药品补助收入占总收入比重最高，见表 3－8。

a. 门诊药品补助收入。五个样本地区中，2018 年县级公立医院门诊药品补助收入排序依次为：神木市 7928 万元、扶风县 4302 万元、子长市 1346 万元、澄城县 1150 万元、汉滨区 890 万元，如图 3－15 所示。神木市的县级公立医院门诊药品补助收入显著高于其他区县。

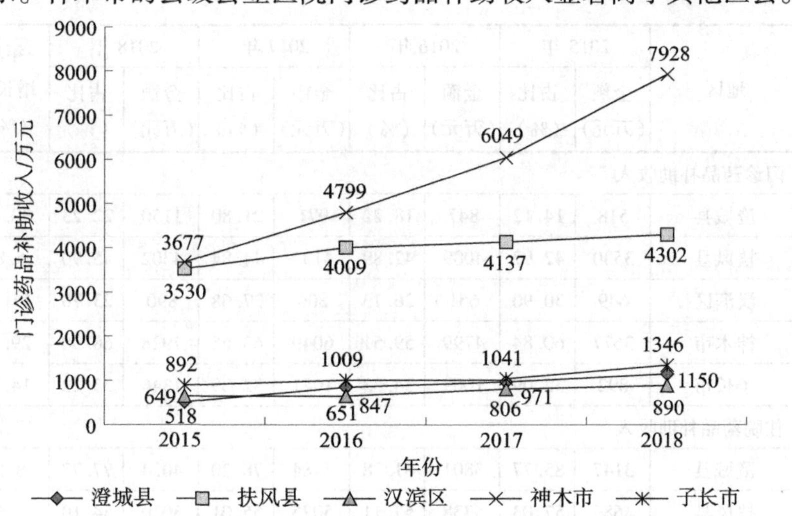

图 3－15　2015—2018 年样本地区县级公立医院门诊药品补助收入变化情况

从趋势上看，2015—2018 年县级公立医院门诊药品补助收入总体上有所增加。神木市由 2015 年的 3677 万元上升至 2018 年的 7928 万元，年均增长率为 29.19%，占药品补助收入比重由 2015 年的 60.84%上升至 2018 年的 68.90%；扶风县由 2015 年的 3530 万元上升至 2018 年的 4302 万元，年均增长率为 6.81%，占药品补助收入比重由 2015 年的 42.97%上升至 2018 年的 45.90%；子长市由 2015 年的 892 万元上升至 2018 年的 1346 万元，年均增长率为 14.70%，占药品补助收入比重由 2015 年的 32.09%上升至 2018 年的 35.22%；澄城县由 2015 年的 518 万元上升至 2018 年的 1150 万元，年均增长率为 30.45%，占药品补助收入比重由 2015 年的 14.12%上升至 2018 年的 22.23%；汉滨区由 2015 年的 649 万元上升至 2018 年的 890 万元，年均增长率为 11.10%，占药品补助收入比重由 2015 年 30.90%下降至 2018 年的 23.70%。扶风县的县级公立医院药品补助收入年均增长率显著低于其他区县。2018 年，神木市的县级公立医院门诊药品补助收入占药品补助收入比重最高，见表 3-10。

表 3-10　2015—2018 年样本地区县级公立医院药品补助收入构成变化情况

地区	2015 年		2016 年		2017 年		2018 年		年均增长率（%）
	金额（万元）	占比（%）	金额（万元）	占比（%）	金额（万元）	占比（%）	金额（万元）	占比（%）	
门诊药品补助收入									
澄城县	518	14.12	847	18.22	971	21.80	1150	22.23	30.45
扶风县	3530	42.97	4009	42.89	4137	44.84	4302	45.90	6.81
汉滨区	649	30.90	651	26.13	806	27.68	890	23.70	11.10
神木市	3677	60.84	4799	59.51	6049	63.65	7928	68.90	29.19
子长市	892	32.09	1009	34.33	1041	32.39	1346	35.22	14.70
住院药品补助收入									
澄城县	3147	85.77	3801	81.78	3484	78.20	4024	77.77	8.54
扶风县	4686	57.03	5338	57.11	5075	55.01	5070	54.10	2.66

续表

地区	2015 年		2016 年		2017 年		2018 年		年均增长率（%）
	金额（万元）	占比（%）	金额（万元）	占比（%）	金额（万元）	占比（%）	金额（万元）	占比（%）	
汉滨区	1451	69.10	1840	73.87	2106	72.32	2865	76.30	25.45
神木市	2367	39.16	3265	40.49	3454	36.35	3579	31.10	14.78
子长市	1888	67.91	1930	65.67	2173	67.61	1476	38.62	-7.88

b. 住院药品补助收入。五个样本地区中，2018 年县级公立医院住院药品补助收入排序依次为：扶风县 5070 万元、澄城县 4024 万元、神木市 3579 万元、汉滨区 2865 万元、子长市 1476 万元，如图 3-16 所示。

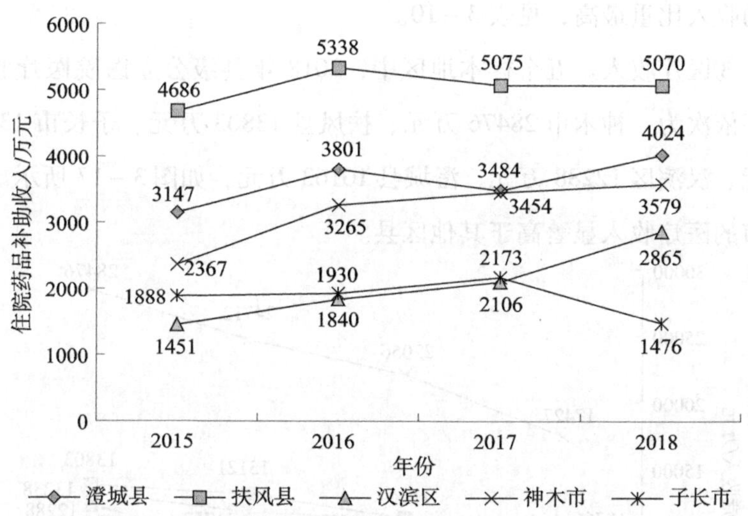

图 3-16　2015—2018 年样本地区县级公立医院住院药品补助收入变化情况

从趋势上看，2015—2018 年县级公立医院住院药品补助收入总体上有所增加。扶风县由 2015 年的 4686 万元上升至 2018 年的 5070 万元，年均增长率为 2.66%，占药品补助收入比重由 2015 年的 57.03%下降至 2018 年的 54.10%；澄城县由 2015 年的 3147 万元上升至2018年的4024万元，年均增长率为8.54%，占药品补助收入比重由2015年的85.77%下降至2018年的77.77%；神木市由2015年的2367万元上升至2018年的3579万元，年均增长率为14.78%，占药品补助收入比重由2015年的39.16%下降至2018年的31.10%；汉滨区由2015年的1451万元上升至2018年的2865万元，年均增长率为25.45%，占药品补助收入比重由2015年的69.10%上升至2018年的76.30%。子长市由2015年的1888万元下降至2018年的1476万元，年均增长率为-7.88%，占药品补助收入比重由2015年的67.91%下降至2018年的38.62%，子长市年均增长率显著低于其他区县。2018年，澄城县的县级公立医院住院药品补助收入占药品补助收入比重最高，见表3-10。

③医疗收入。五个样本地区中，2018年县级公立医院医疗收入排序依次为：神木市28476万元、扶风县13803万元、子长市13238万元、汉滨区12288万元、澄城县10163万元，如图3-17所示。神木市的医疗收入显著高于其他区县。

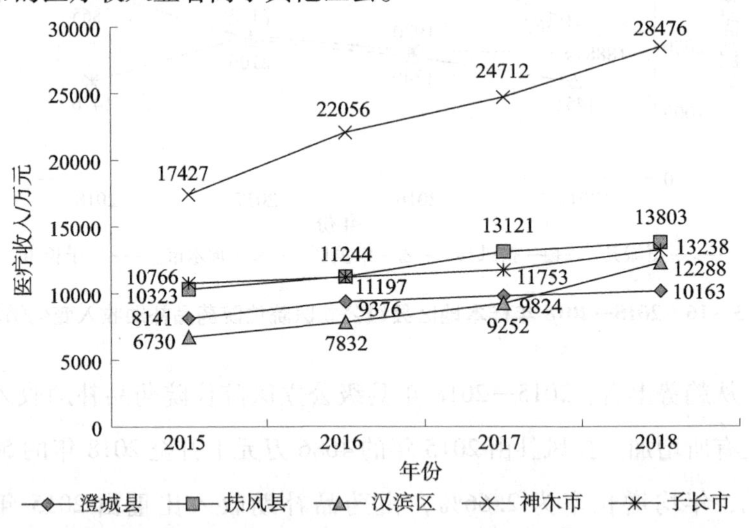

图3-17 2015—2018年样本地区县级公立医院医疗收入变化情况

从趋势上看，2015—2018 年县级公立医院医疗收入总体上有所增加。神木市由 2015 年的 17427 万元上升至 2018 年的 28476 万元，年均增长率为 17.78%，占总收入比重由 2015 年的 47.92% 上升至 2018 年的 51.02%；扶风县由 2015 年的 10323 万元上升至 2018 年的 13803 万元，年均增长率为 10.17%，占总收入比重由 2015 年 46.59% 上升至 2018 年的 51.87%；子长市由 2015 年的 10766 万元上升至 2018 年的 13238 万元，年均增长率为 7.13%，占总收入比重由 2015 年的 61.57% 上升至 2018 年的 63.90%；汉滨区由 2015 年的 6730 万元上升至 2018 年的 12288 万元，年均增长率为 22.22%，占总收入比重由 2015 年的 62.29% 上升至 2018 年的 65.55%；澄城县由 2015 年的 8141 万元上升至 2018 年的 10163 万元，年均增长率为 7.67%，占总收入比重由 2015 年的 53.31% 下降至 2018 年的 53.10%。汉滨区县级公立医院医疗收入年均增长率显著高于其他区县。2018 年，汉滨区县级公立医院医疗收入占总收入比重最高，其次为子长市，见表 3－8。

④其他收入。五个样本地区中，2018 年县级公立医院其他收入排序依次为：汉滨区 1271 万元、神木市 205 万元、澄城县 72 万元、子长市 42 万元、扶风县 8 万元，如图 3－18 所示。汉滨区县级公立医院其他收入显著高于其他区县。

从趋势上看，2015—2018 年县级公立医院其他收入总体上有所增加。汉滨区由 2015 年的 118 万元上升至 2018 年的 1271 万元，年均增长率为 120.85%，占总收入比重由 2015 年的 1.09% 上升至 2018 年的 6.78%；神木市由 2015 年的 99 万元上升至 2018 年的 205 万元，年均增长率为 27.46%，占总收入比重由 2015 年的 0.27% 上升至 2018 年的 0.37%；澄城县由 2015 年的 63 万元上升至 2018 年的 72 万元，年均增长率为 4.55%，占总收入比重由 2015 年的

0.41%下降至2018年的0.38%；子长市由2015年的43万元下降至2018年的42万元，年均增长率为-0.78%，占总收入比重由2015年的0.25%下降至2018年的0.20%；扶风县由2015年的24万元下降至2018年的8万元，年均增长率为-30.66%，占总收入比重由2015年的0.11%下降至2018年为0.03%，扶风县年均增长率显著低于其他区县。2018年，汉滨区其他收入占总收入比重最高，见表3-8。

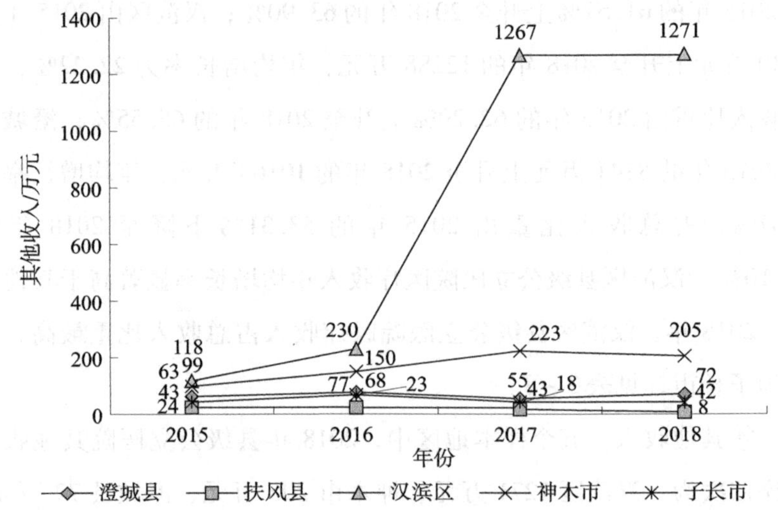

图3-18 2015—2018年样本地区县级公立医院其他收入变化情况

⑤医保收入。五个样本地区中，2018年县级公立医院医保收入排序依次为：澄城县9663万元、子长市7243万元、汉滨区6842万元、神木市2370万元、扶风县1669万元，如图3-19所示。澄城县的县级公立医院医保收入显著高于其他区县。

从趋势上看，2015—2018年县级公立医院医保收入总体上有所增加。澄城县由2015年的6789万元上升至2018年的9663万元，年均增长率为12.49%，占总收入比重由2015年的44.45%上升至

2018 年的 50.49%；子长市由 2015 年的 5811 万元上升至 2018 年的 7243 万元，年均增长率为 7.62%，占总收入比重由 2015 年的 33.23% 上升至 2018 年的 34.96%；汉滨区由 2015 年的 3136 万元上升至 2018 年的 6842 万元，年均增长率为 29.70%，占总收入比重由 2015 年的 29.02% 上升至 2018 年的 36.50%；神木市由 2015 年的 483 万元上升至 2018 年的 2370 万元，年均增长率为 69.93%，占总收入比重由 2015 年的 1.33% 上升至 2018 年的 4.25%；扶风县由 2015 年的 1174 万元上升至 2018 年的 1669 万元，年均增长率为 12.44%，占总收入比重由 2015 年的 5.30% 上升至 2018 年的 6.27%。子长市年均增长率显著低于其他区县。2018 年，澄城县医保收入占总收入比重最高，见表 3 – 11。

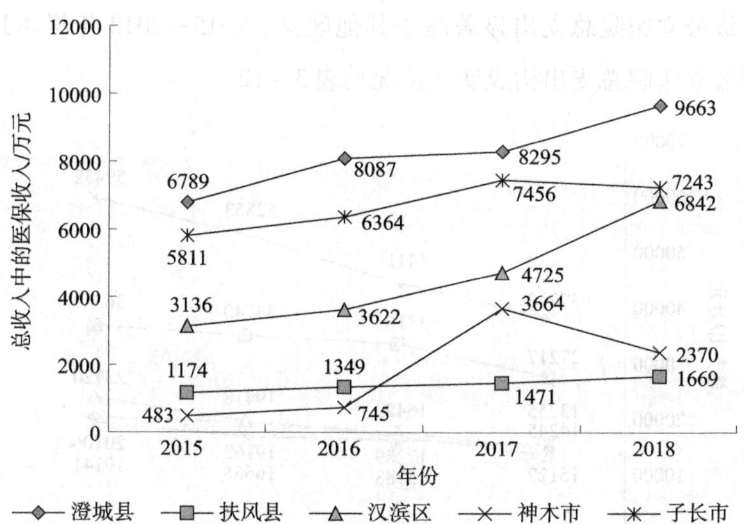

图 3 – 19　2015—2018 年样本地区县级公立医院医保收入变化情况

表 3-11 2015—2018 年样本地区医保收入变化情况

地区	2015 年		2016 年		2017 年		2018 年		年均增长率（%）
	金额（万元）	占比（%）	金额（万元）	占比（%）	金额（万元）	占比（%）	金额（万元）	占比（%）	
澄城县	6789	44.45	8087	42.37	8295	44.71	9663	50.49	12.49
扶风县	1174	5.30	1349	5.56	1471	5.73	1669	6.27	12.44
汉滨区	3136	29.02	3622	28.31	4725	31.12	6842	36.50	29.70
神木市	483	1.33	745	1.69	3664	7.71	2370	4.25	69.93
子长市	5811	33.23	6364	35.7	7456	42.04	7243	34.96	7.62

2）总支出。五个样本地区中，2018 年县级公立医院总支出排序依次为：神木市 59452 万元、扶风县 36569 万元、汉滨区 23720 万元、澄城县 20106 万元、子长市 19141 万元，如图 3-20 所示。神木市县级公立医院总支出显著高于其他区县。2015—2018 年样本地区县级公立医院总支出构成变化情况见表 3-12。

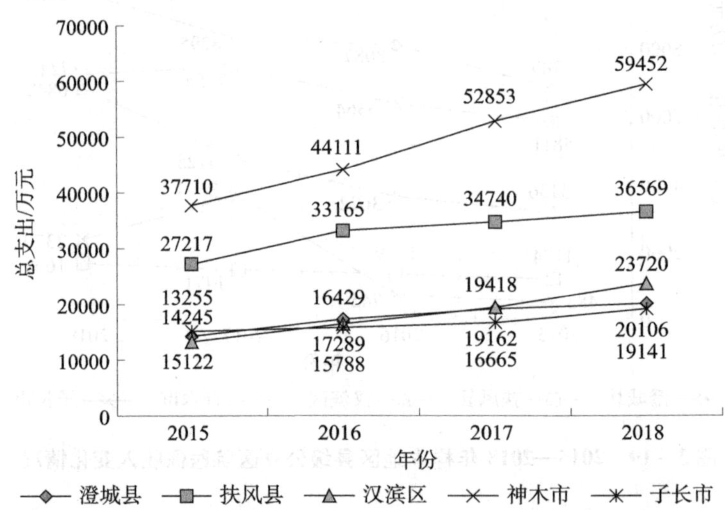

图 3-20 2015—2018 年样本地区县级公立医院总支出变化情况

表 3-12　2015—2018 年样本地区县级公立医院总支出构成变化情况

地区	2015 年		2016 年		2017 年		2018 年		年均增长率（%）
	金额（万元）	占比（%）	金额（万元）	占比（%）	金额（万元）	占比（%）	金额（万元）	占比（%）	
医疗支出									
澄城县	6534	45.87	8111	46.91	8698	45.39	8714	43.34	10.07
扶风县	10998	40.41	14058	42.39	15219	43.81	17038	46.59	15.71
汉滨区	7152	53.96	8650	52.65	10674	54.97	13487	56.86	23.55
神木市	17595	46.66	20722	46.98	24333	46.04	27297	45.91	15.76
子长市	7265	48.04	7234	45.82	7783	46.70	8943	46.72	7.17
药品支出									
澄城县	3665	25.73	4648	26.88	4449	23.22	5164	25.68	12.11
扶风县	8215	30.18	9345	28.18	9223	26.55	9378	25.64	4.51
汉滨区	2197	16.57	2577	15.69	3026	15.58	3908	16.48	21.16
神木市	6130	16.26	8085	18.33	9518	18.01	11527	19.39	23.43
子长市	2785	18.42	2938	18.61	3231	19.39	3837	20.05	11.27
财政专项支出									
扶风县	508	1.87	303	0.91	341	0.98	62	0.17	-50.40
神木市	2276	6.04	2556	5.79	3893	7.37	3160	5.32	11.56
子长市	0	—	362	2.29	18	0.11	350	1.83	-1.67

从趋势上看，2015—2018 年县级公立医院总支出总体上有所增长。神木市由 2015 年的 37710 万元上升至 2018 年的 59452 万元，年均增长率为 16.39%；扶风县由 2015 年的 27217 万元缓慢上升至 2018 年的 36569 万元，年均增长率为 10.35%；汉滨区由 2015 年的 13255 万元快速上升至 2018 年的 23720 万元，年均增长率为 21.41%；澄城县由 2015 年的 14245 万元上升至 2018 年的 20106 万元，年均增长率为 12.17%；子长市由 2015 年的 15122 万元上升至 2018 年的 19141 万元，年均增长率为 8.17%。汉滨区县级公立医院年均增长率显著高于其他区县。

①医疗支出。五个样本地区中，2018 年县级公立医院医疗支出排序依次为：神木市 27297 万元、扶风县 17038 万元、汉滨区 13487 万元、子长市 8943 万元、澄城县 8714 万元，如图 3－21 所示。神木市医疗支出显著高于其他区县。

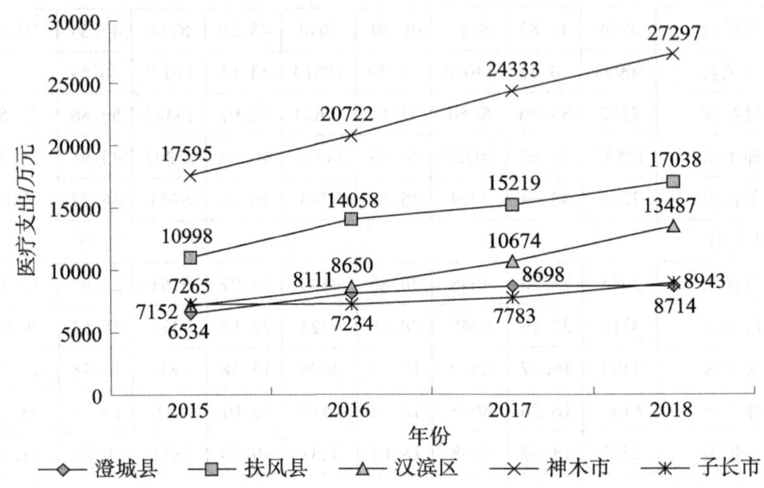

图 3－21　2015—2018 年样本地区县级公立医院医疗支出变化情况

从趋势上看，2015—2018 年县级公立医院医疗支出总体上有所增加。神木市由 2015 年的 17595 万元上升至 2018 年的 27297 万元，年均增长率为 15.76%，占总支出比重由 2015 年的 46.66%下降至 2018 年的 45.91%；扶风县由 2015 年的 10998 万元上升至 2018 年的 17038 万元，年均增长率为 15.71%，占总支出比重由 2015 年的 40.41%上升至 2018 年的 46.59%；汉滨区由 2015 年的 7152 万元上升至 2018 年的 13487 万元，年均增长率为 23.55%，占总支出比重由 2015 年的 53.96%上升至 2018 年的 56.86%；子长市由 2015 年的 7265 万元上升至 2018 年的 8943 万元，年均增长率为 7.17%，占总支出比重由 2015 年的 48.04%下降至 2018 年的 46.72%；澄城县由 2015 年的 6534 万元上升至 2018 年的 8714 万元，年均增长率为

10.07%，占总支出比重由 2015 年的 45.87% 下降至 2018 年的 43.34%。汉滨区县级公立医院医疗支出年均增长率显著高于其他区县。2018 年，汉滨区县级公立医院医疗支出占总支出比重最高，见表3－12。

②药品支出。五个样本地区中，2018 年县级公立医院药品支出排序依次为：神木市11527 万元、扶风县9378 万元、澄城县5164 万元、汉滨区3908 万元、子长市3837 万元，如图3－22 所示。神木市公立医院药品支出高于其他区县。

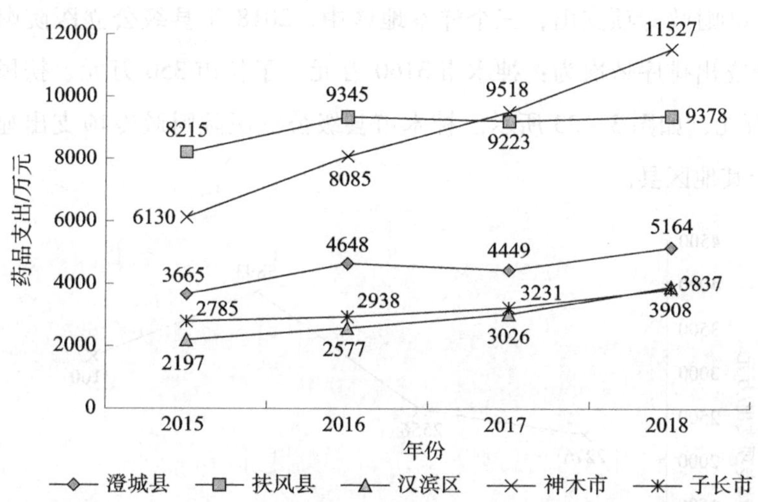

图3－22 2015—2018 年样本地区县级公立医院药品支出变化情况

从趋势上看，2015—2018 年县级公立医院药品支出总体上有所增加。神木市由 2015 年的 6130 万元上升至 2018 年的 11527 万元，年均增长率为 23.43%，占总支出比重由 2015 年的 16.26% 上升至 2018 年的 19.39%；扶风县由 2015 年的 8215 万元上升至 2018 年的 9378 万元，年均增长率为 4.51%，占总支出比重由 2015 年的 30.18% 下降至 2018 年的 25.64%；澄城县由 2015 年的 3665 万元上升至 2018 年的 5164 万元，年均增长率为 12.11%，占总支出比重由

2015 年的 25.73% 下降至 2018 年的 25.68%；汉滨区由 2015 年的 2197 万元上升至 2018 年的 3908 万元，年均增长率为 21.16%，占总支出比重由 2015 年的 16.57% 下降至 2018 年的 16.48%；子长市由 2015 年的 2785 万元上升至 2018 年的 3837 万元，年均增长率为 11.27%，占总支出比重由 2015 年的 18.42% 上升至 2018 年的 20.05%。神木市县级公立医院药品支出年均增长率显著高于其他区县。2018 年，澄城县的县级公立医院药品支出占总支出比重最高，其次为扶风县，见表 3－12。

③财政专项支出，三个样本地区中，2018 年县级公立医院财政专项支出排序依次为：神木市 3160 万元、子长市 350 万元、扶风县 62 万元，如图 3－23 所示。神木市县级公立医院财政专项支出显著高于其他区县。

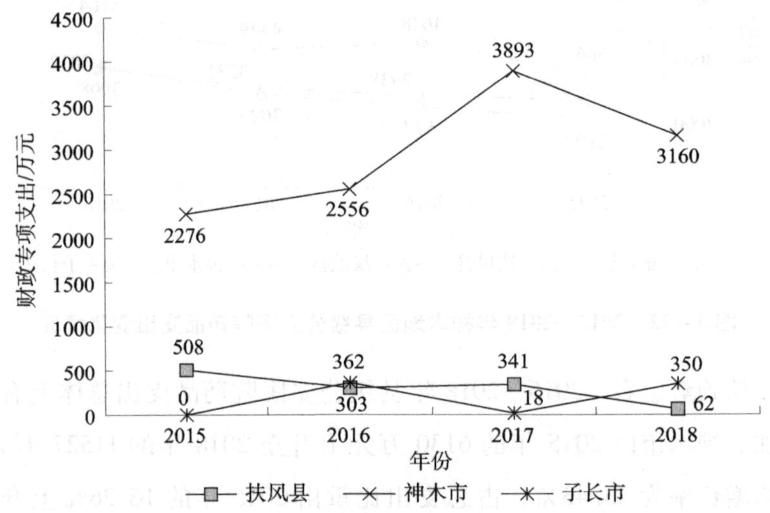

图 3－23　2015—2018 年样本地区县级公立医院财政专项支出变化情况

从趋势上看，2015—2018 年县级公立医院财政专项支出总体上趋于减少。神木市由 2015 年的 2276 万元上升至 2018 年的 3160 万元，年均增长率为 11.56%，占总支出比重由 2015 年 6.04% 下降至 2018 年的 5.32%；子长市由 2016 年的 362 万元下降至 2018 年的 350 万元，年均增长率为 -1.67%，占总支出比重由 2016 年的 2.29% 下降至 2018 年的 1.83%；扶风县由 2015 年的 508 万元下降至 2018 年的 62 万元，年均增长率为 -50.40%，占总支出比重由 2015 年的 1.87% 下降至 2018 年的 0.17%。扶风县的县级公立医院财政专项支出年均增长率显著低于其他区县。2018 年，神木市县级公立医院财政专项支出占总支出比重高于扶风县和子长市，见表 3-12。

(2) 医院资产负债情况

1) 总资产。五个样本地区中，2018 年县级公立医院总资产排序依次为：神木市 3.80 亿元、澄城县 3.50 亿元、汉滨区 2.50 亿元、子长市 2.48 亿元、扶风县 1.72 亿元，如图 3-24 所示。

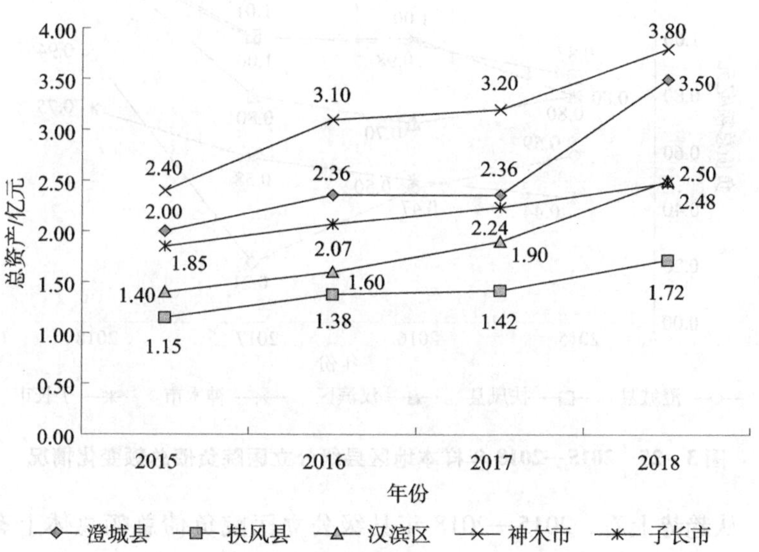

图 3-24　2015—2018 年样本地区县级公立医院总资产变化情况

从趋势上看，2015—2018 年县级公立医院总资产总体上有所增长。神木市由 2015 年的 2.40 亿元上升至 2018 年的 3.80 亿元，年均增长率为16.55%；澄城县由2015年的2.00亿元上升至2018年的3.50亿元，年均增长率为20.51%；汉滨区由2015年的1.40亿元上升至2018年的2.50亿元，年均增长率为21.32%；子长市由2015年的1.85亿元上升至2018年的2.48亿元，年均增长率为10.26%；扶风县由2015年的1.15亿元上升至2018年的1.72亿元，年均增长率为14.36%。汉滨区县级公立医院总资产年均增长率高于其他区县。

2）负债总额。五个样本地区中，2018年县级公立医院负债总额排序依次为：扶风县1.32亿元、神木市1.30亿元、汉滨区1.30亿元、澄城县0.94亿元、子长市0.75亿元，如图3-25所示。

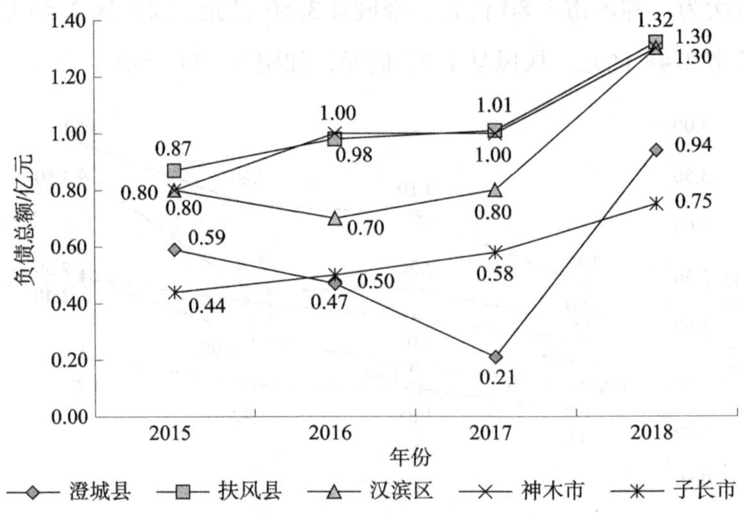

图3-25　2015—2018年样本地区县级公立医院负债总额变化情况

从趋势上看，2015—2018年县级公立医院负债总额总体上有所增长。扶风县由2015年的0.87亿元上升至2018年的1.32亿元，年均增长率为14.91%；神木市由2015年的0.80亿元上升至2018年的1.30亿元，年均增长率为17.57%；汉滨区由2015年的0.80亿元上升至2018年的1.30亿元，年均增长率为17.57%；澄城县由2015年的0.59亿元上升至2018年的0.94亿元，年均增长率为16.80%；子长市由2015年的0.44亿元上升至2018年的0.75亿元，年均增长率为19.45%。子长市县级公立医院负债总额年均增长率高于其他区县。

2. 社区卫生服务中心或乡镇卫生院

（1）社区卫生服务中心或乡镇卫生院平均总收入

四个样本地区中，2018年社区卫生服务中心或乡镇卫生院平均总收入排序依次为：澄城县709.51万元、扶风县502.89万元、汉滨区418.03万元、子长市137.47万元，如图3－26所示。2015—2018年样本地区社区卫生服务中心或乡镇卫生院总收入构成变化情况见表3－13。

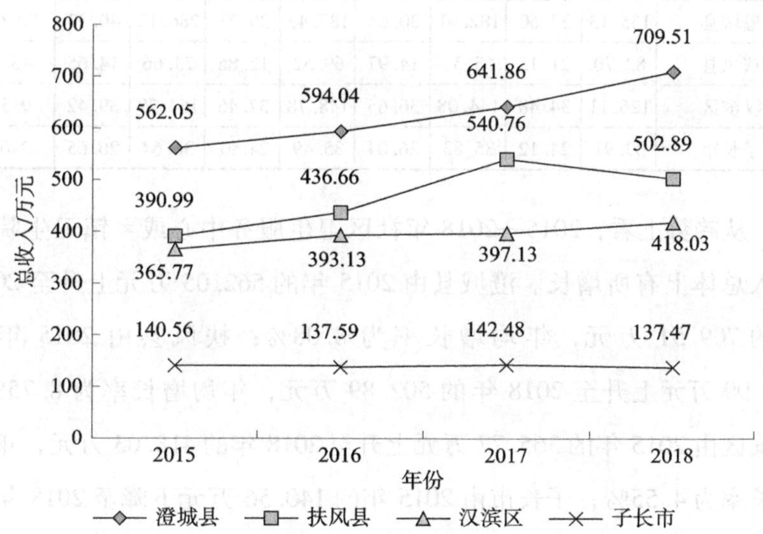

图3－26　2015—2018年样本地区社区卫生服务中心或乡镇卫生院总收入变化情况

表 3-13　2015—2018 年样本地区社区卫生服务中心或乡镇卫生院总收入构成变化情况

地区	2015 年		2016 年		2017 年		2018 年		年均增长率（%）
	金额（万元）	占比（%）	金额（万元）	占比（%）	金额（万元）	占比（%）	金额（万元）	占比（%）	
财政补助收入									
澄城县	305.19	54.30	310.29	52.23	322.74	50.28	255.44	36.00	-5.76
扶风县	213.04	54.49	270.22	61.88	341.10	63.08	300.42	59.74	12.14
汉滨区	227.50	62.20	239.96	61.04	232.38	58.51	234.41	56.07	1.00
子长市	55.26	39.31	74.16	53.90	75.62	53.07	70.31	51.15	8.36
药品收入									
澄城县	85.33	15.18	100.58	16.93	130.39	20.31	166.18	23.42	24.88
扶风县	93.68	23.96	100.56	23.03	128.92	23.84	128.46	25.54	11.10
汉滨区	67.09	18.34	74.53	18.96	89.60	22.56	102.64	24.55	15.23
子长市	33.12	23.56	33.09	24.05	33.61	23.59	31.45	22.88	-1.70
医疗收入									
澄城县	155.13	27.60	182.01	30.64	187.47	29.21	286.12	40.33	22.64
扶风县	82.70	21.15	65.36	14.97	69.52	12.86	73.66	14.65	-3.79
汉滨区	126.11	34.48	144.08	36.65	148.78	37.46	164.79	39.42	9.33
子长市	33.91	24.12	35.83	26.04	35.49	24.91	36.64	26.65	2.61

从趋势上看，2015—2018 年社区卫生服务中心或乡镇卫生院总收入总体上有所增长。澄城县由 2015 年的 562.05 万元上升至 2018 年的 709.51 万元，年均增长率为 8.08%；扶风县由 2015 年的 390.99 万元上升至 2018 年的 502.89 万元，年均增长率为 8.75%；汉滨区由 2015 年的 365.77 万元上升至 2018 年的 418.03 万元，年均增长率为 4.55%；子长市由 2015 年的 140.56 万元下降至 2018 年的 137.47 万元，年均增长率为 -0.74%。扶风县社区卫生服务中心或乡镇卫生院总收入的年均增长率显著高于其他区县。

1）财政补助收入。四个样本地区中，2018 年社区卫生服务中心或乡镇卫生院财政补助收入排序依次为：扶风县 300.42 万元、澄城县 255.44 万元、汉滨区 234.41 万元、子长市 70.31 万元，如图 3 -27所示。

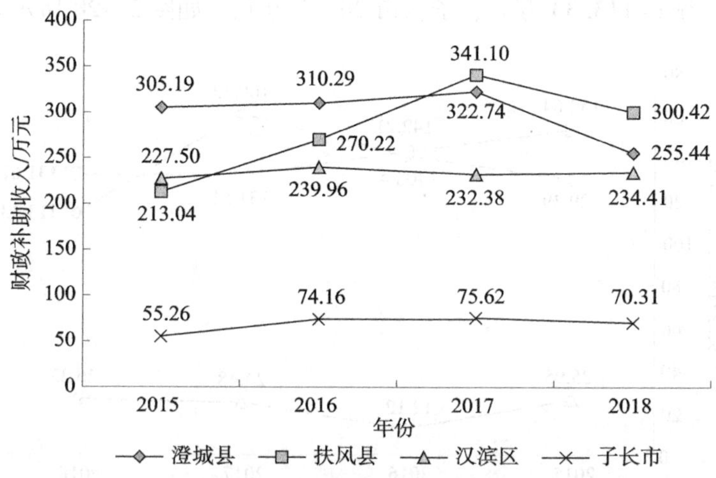

图 3 -27　2015—2018 年样本地区社区卫生服务中心或乡镇卫生院财政补助收入变化情况

从趋势上看，2015—2018 年社区卫生服务中心或乡镇卫生院财政补助收入总体上趋于上升。扶风县由 2015 年的 213.04 万元上升至 2018 年的 300.42 万元，年均增长率为 12.14%，占总收入比重由 2015 年的 54.49% 上升至 2018 年的 59.74%；澄城县由 2015 年的 305.19 万元下降至 2018 年的 255.44 万元，年均增长率为 -5.76%，占总收入比重由 2015 年的 54.30% 下降至 2018 年的 36.00%；汉滨区由 2015 年的 227.50 万元上升至 2018 年的 234.41 万元，年均增长率为 1.00%，占总收入比重由 2015 年的 62.20% 下降至 2018 年的 56.07%；子长市由 2015 年的 55.26 万元上升至 2018 年的 70.31 万元，年均增长率为 8.36%，占总收入比重由 2015 年的 39.31% 上升至 2018 年的 51.15%。澄城县年均增长率为负值，显著低于其他区县。2018 年，扶风县社区卫生服务中心或乡镇卫生院财政补助收入占总收入比重最高，其次为汉滨区和子长市，见表3－13。

①人员经费补助收入。三个样本地区中，2018年社区卫生服务中心或乡镇卫生院人员经费补助收入排序依次为：汉滨区131.62万元、澄城县113.33万元、子长市26.23万元，如图3－28所示。

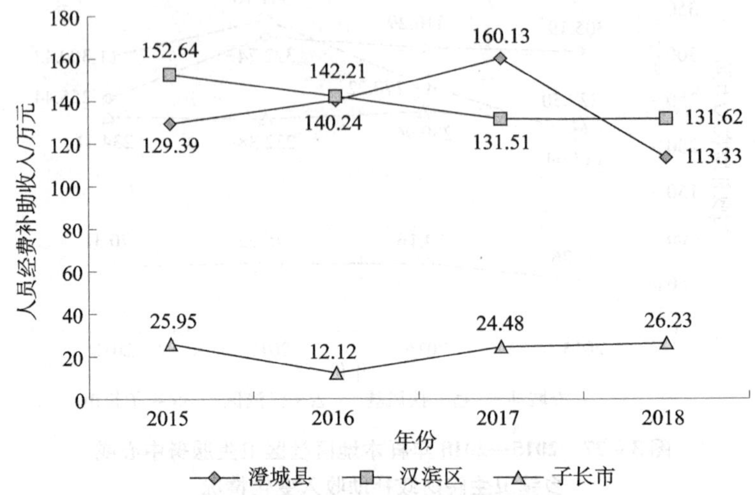

图3－28　2015—2018年样本地区社区卫生服务中心或乡镇卫生院人员经费补助变化情况

从趋势上看，2015—2018年社区卫生服务中心或乡镇卫生院人员经费补助总体上有所下降。汉滨区由2015年的152.64万元下降至2018年的131.62万元，年均增长率为－4.82%，占财政补助收入比重由2015年的67.10%下降至2018年的56.15%。澄城县由2015年的129.39万元下降至2018年的113.33万元，年均增长率为－4.32%，占财政补助收入比重由2015年的42.39%上升至2018年的44.36%；子长市由2015年的25.95万元上升至2018年的26.23万元，年均增长率为0.36%，占财政补助收入比重由2015年的46.96%下降至2018年的37.31%。只有子长市的年均增长率为正值，显著高于其他区县。2018年，汉滨区社区卫生服务中心或乡镇卫生院人员经费补助收入占财政补助收入比重较高，见表3－14。

表3－14　2015—2018年样本地区社区卫生服务中心或乡镇卫生院财政补助收入构成变化情况

地区	2015年		2016年		2017年		2018年		年均增长率（%）
	金额（万元）	占比（%）	金额（万元）	占比（%）	金额（万元）	占比（%）	金额（万元）	占比（%）	
人员经费补助收入									
澄城县	129.39	42.39	140.24	45.20	160.13	49.62	113.33	44.36	-4.32
汉滨区	152.64	67.10	142.21	59.26	131.51	56.59	131.62	56.15	-4.82
子长市	25.95	46.96	12.12	16.34	24.48	32.38	26.23	37.31	0.36
公共卫生补助收入									
澄城县	74.69	24.47	85.65	27.60	112.23	34.78	78.74	30.82	1.78
汉滨区	94.32	41.46	99.42	41.43	103.63	44.60	107.76	45.97	4.54
子长市	35.45	64.16	34.68	46.77	37.17	49.15	40.28	57.30	4.35

②公共卫生补助收入。三个样本地区中，2018年社区卫生服务中心或乡镇卫生院公共卫生补助收入排序依次为：汉滨区107.76万元、澄城县78.74万元、子长市40.28万元，如图3－29所示。

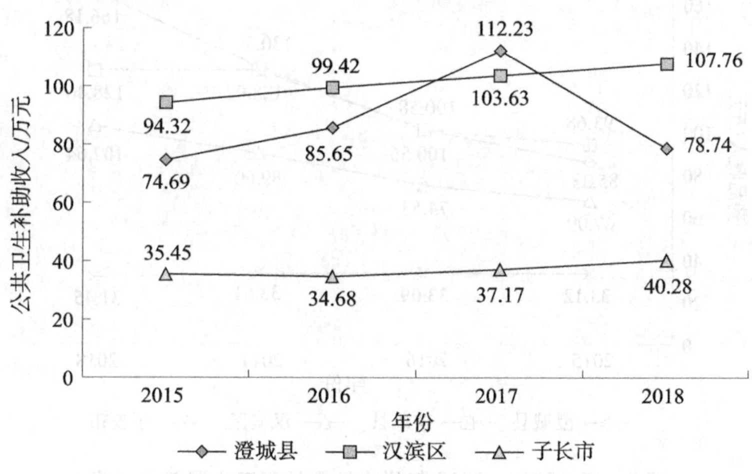

图3－29　2015—2018年样本地区社区卫生服务中心或乡镇卫生院公共卫生补助变化情况

从趋势上看，2015—2018 年社区卫生服务中心或乡镇卫生院公共卫生补助收入总体上有所上升。汉滨区由 2015 年的 94. 32 万元上升至 2018 年的 107. 76 万元，年均增长率为 4. 54%，占财政补助收入比重由 2015 年的 41. 46% 上升至 2018 年的 45. 97%；澄城县由 2015 年的 74. 69 万元上升至 2018 年的 78. 74 万元，年均增长率为 1. 78%，占财政补助收入比重由 2015 年的 24. 47% 上升至 2018 年的 30. 82%；子长市由 2015 年的 35. 45 万元上升至 2018 年的 40. 28 万元，年均增长率为 4. 35%，占财政补助收入比重由 2015 年的 64. 16% 下降至 2018 年的 57. 30%。澄城县年均增长率显著低于其他区县。2018 年，子长市社区卫生服务中心或乡镇卫生院公共卫生补助收入占财政补助收入比重较高，见表 3 – 14。

2）药品收入。四个样本地区中，2018 年社区卫生服务中心或乡镇卫生院药品收入排序依次为：澄城县 166. 18 万元、扶风县 128. 46 万元、汉滨区 102. 64 万元、子长市 31. 45 万元，如图 3 – 30 所示。

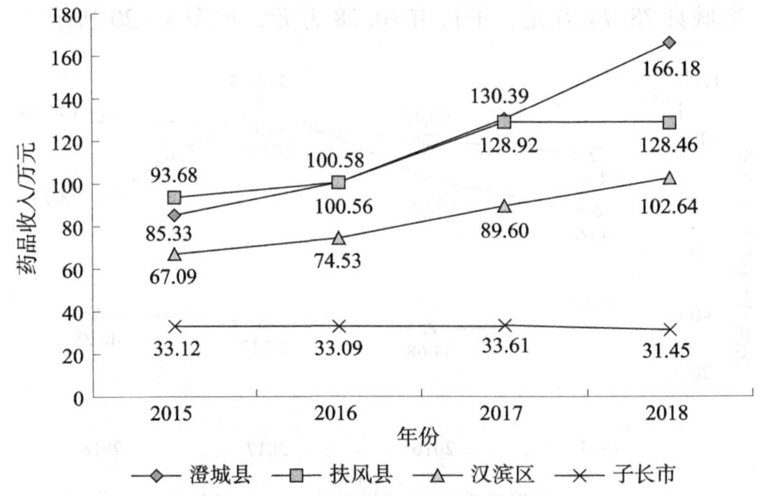

图 3 – 30　2015—2018 年样本地区社区卫生服务中心或乡镇卫生院药品收入变化情况

从趋势上看，2015—2018年社区卫生服务中心或乡镇卫生院药品收入总体上有所上升。澄城县由2015年的85.33万元上升至2018年的166.18万元，年均增长率为24.88%，占财政补助收入比重由2015年的15.18%上升至2018年的23.42%；扶风县由2015年的93.68万元上升至2018年的128.46万元，年均增长率为11.10%，占财政补助收入比重由2015年的23.96%上升至2018年的25.54%；汉滨区由2015年的67.09万元上升至2018年的102.64万元，年均增长率为15.23%，占财政补助收入比重由2015年的18.34%上升至2018年的24.55%；子长市由2015年的33.12万元下降至2018年的31.45万元，年均增长率为-1.70%，占财政补助收入比重由2015年的23.56%下降至2018年的22.88%，见表3-13。

3）医疗收入。四个样本地区中，2018年社区卫生服务中心或乡镇卫生院医疗收入排序依次为：澄城县286.12万元、汉滨区164.79万元、扶风县73.66万元、子长市36.64万元，如图3-31所示。

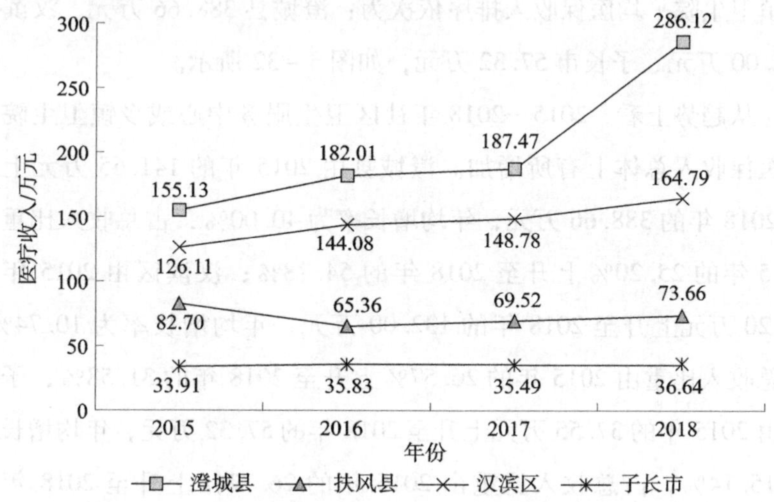

图3-31　2015—2018年样本地区社区卫生服务中心或乡镇卫生院医疗收入变化情况

从趋势上看，2015—2018 年社区卫生服务中心或乡镇卫生院医疗收入总体上有所增加。汉滨区由 2015 年的 126.11 万元上升至 2018 年的 164.79 万元，年均增长率为 9.33%，占总收入比重由 2015 年的 34.48% 上升至 2018 年的 39.42%；澄城县由 2015 年的 155.13 万元上升至 2018 年的 286.12 万元，年均增长率为 22.64%，占总收入比重由 2015 年的 27.60% 上升至 2018 年的 40.33%；扶风县由 2015 年的 82.70 万元下降至 2018 年的 73.66 万元，年均增长率为 -3.79%，占总收入比重由 2015 年的 21.15% 下降至 2018 年的 14.65%；子长市由 2015 年的 33.91 万元上升至 2018 年的 36.64 万元，年均增长率为 2.61%，占总收入比重由 2015 年的 24.12% 上升至 2018 年的 26.65%。扶风县年均增长率显著低于其他区县。2018 年，澄城县社区卫生服务中心或乡镇卫生院医疗收入占总收入比重最高，见表 3-13。

4）医保收入。三个样本地区中，2018 年社区卫生服务中心或乡镇卫生院平均医保收入排序依次为：澄城县 388.66 万元、汉滨区 132.00 万元、子长市 57.32 万元，如图 3-32 所示。

从趋势上看，2015—2018 年社区卫生服务中心或乡镇卫生院平均医保收入总体上有所增加。澄城县由 2015 年的 141.65 万元上升至 2018 年的 388.66 万元，年均增长率为 40.00%，占总收入比重由 2015 年的 25.20% 上升至 2018 年的 54.78%；汉滨区由 2015 年的 97.20 万元上升至 2018 年的 132.00 万元，年均增长率为 10.74%，占总收入比重由 2015 年的 26.57% 上升至 2018 年的 31.58%；子长市由 2015 年的 37.55 万元上升至 2018 年的 57.32 万元，年均增长率为 15.14%，占总收入比重由 2015 年的 26.72% 上升至 2018 年的 41.70%，见表 3-15。

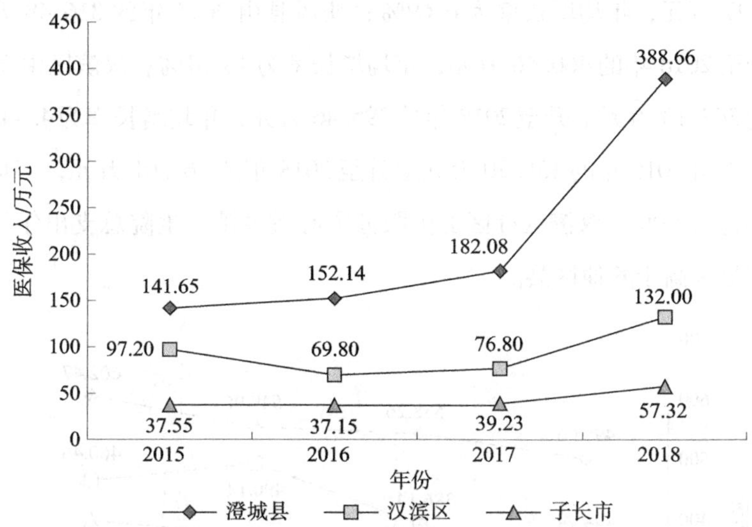

图3-32　2015—2018年样本地区社区卫生服务中心或乡镇卫生院总收入中医保收入的变化情况

表3-15　2015—2018年样本地区社区卫生服务中心或乡镇卫生院总收入中医保收入的变化情况

地区	2015年		2016年		2017年		2018年		年均增长率（%）
	金额（万元）	占比（%）	金额（万元）	占比（%）	金额（万元）	占比（%）	金额（万元）	占比（%）	
澄城县	141.65	25.20	152.14	25.61	182.08	28.37	388.66	54.78	40.00
汉滨区	97.20	26.57	69.8	17.75	76.80	19.34	132.00	31.58	10.74
子长市	37.55	26.72	37.15	27.00	39.23	27.53	57.32	41.70	15.14

（2）社区卫生服务中心或乡镇卫生院总支出

四个样本地区中，2018年社区卫生服务中心或乡镇卫生院总支出排序依次为：澄城县602.47万元、扶风县460.46万元、汉滨区395.46万元、子长市163.01万元，如图3-33所示。

从趋势上看，2015—2018年社区卫生服务中心或乡镇卫生院总支出总体上有所增长。澄城县由2015年的496.06万元上升至2018年的

602.47 万元，年均增长率为 6.69%；扶风县由 2015 年的 316.48 万元上升至 2018 年的 460.46 万元，年均增长率为 13.31%；汉滨区由 2015 年的 347.13 万元上升至 2018 年的 395.46 万元，年均增长率为 4.44%；子长市由 2015 年的 136.20 万元上升至 2018 年的 163.01 万元，年均增长率为 6.17%。汉滨区社区卫生服务中心或乡镇卫生院总支出年均增长率显著高于其他区县。

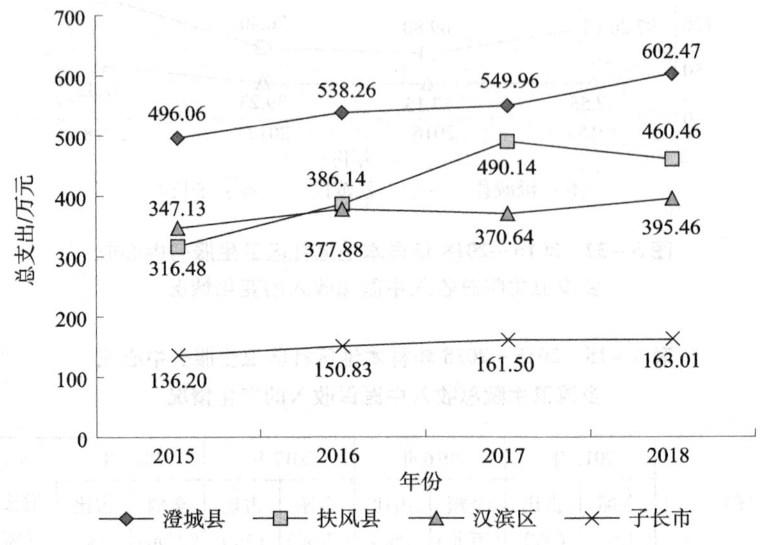

图 3-33　2015—2018 年样本地区社区卫生服务中心或乡镇卫生院总支出的变化情况

四个样本地区中，2018 年社区卫生服务中心或乡镇卫生院药品支出排序依次为：澄城县 166.76 万元、扶风县 128.40 万元、汉滨区 102.92 万元、子长市 44.36 万元，如图 3-34 所示。澄城县社区卫生服务中心或乡镇卫生院药品支出高于其他区县。

从趋势上看，2015—2018 年社区卫生服务中心或乡镇卫生院药品支出总体上有所增长。澄城县由 2015 年的 84.66 万元上升至 2018 年的 166.76 万元，年均增长率为 25.35%；扶风县由 2015 年的

104.12万元缓慢上升至2018年的128.40万元，年均增长率为7.24%；汉滨区由2015年的70.93万元快速上升至2018年的102.92万元，年均增长率为13.21%，汉滨区年均增长率显著高于其他区县；子长市由2015年的38.48万元上升至2018年的44.36万元，年均增长率为4.85%，见表3-16。

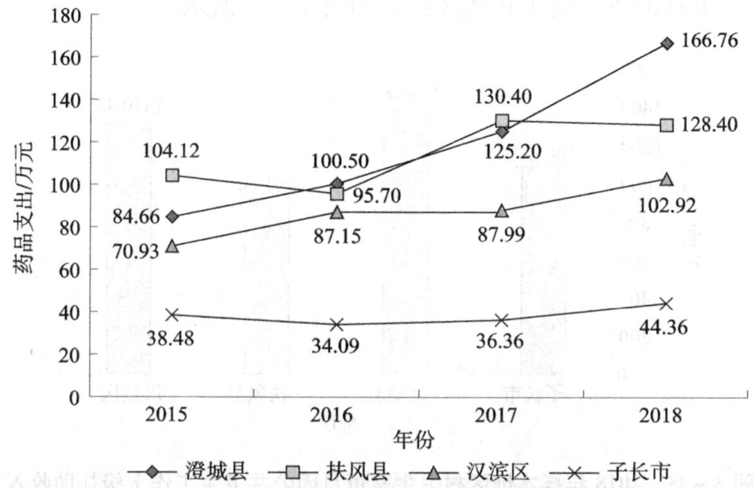

图3-34 2015—2018年样本地区社区卫生服务中心或乡镇卫生院药品支出的变化情况

表3-16 2015—2018年样本地区社区卫生服务中心或乡镇卫生院药品支出的变化情况

地区	2015年		2016年		2017年		2018年		年均增长率（%）
	金额（万元）	占比（%）	金额（万元）	占比（%）	金额（万元）	占比（%）	金额（万元）	占比（%）	
澄城县	84.66	17.07	100.5	18.67	125.20	22.77	166.76	27.68	25.35
扶风县	104.12	32.90	95.7	24.78	130.40	26.60	128.40	27.89	7.24
汉滨区	70.93	20.43	87.15	23.06	87.99	23.74	102.92	26.03	13.21
子长市	38.48	28.25	34.09	22.60	36.36	22.51	44.36	27.21	4.85

3. 村卫生室

四个样本地区中，2018 年村卫生室平均每月因公共卫生工作上级补助收入排序依次为：澄城县 1378.83 元、汉滨区 1310.43 元、子长市 1085.47 元、扶风县 891.64 元。澄城县平均每月因公共卫生工作上级补助收入高于其他区县，如图 3－35 所示。

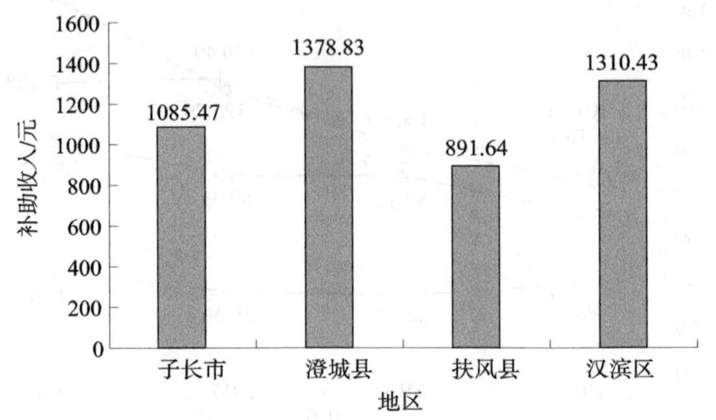

图 3－35　2018 年样本地区村卫生室每月因公共卫生工作上级补助收入

4. 质性访谈分析

1）农村家庭医生签约服务没有经费支撑，影响农村家庭医生签约服务主动性。

我们对农村签约每人给予 5 元经费补助，对城市社区开展医养护签约每人给予 30 元经费补助，对参与责任医师团队签约服务的二级以上医疗单位每人给予 10 元经费补助。同时，建立家庭医生团队服务综合评价体系，对成绩突出的家庭医生及其团队给予表彰奖励，对连续两年考核优秀的团队成员在核定的绩效总量范围内相应上浮绩效工资水平等，这些措施提高了医生服务主动性，

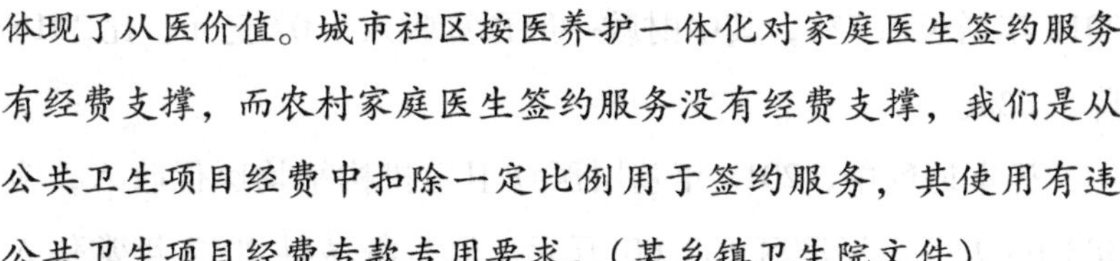

体现了从医价值。城市社区按医养护一体化对家庭医生签约服务有经费支撑，而农村家庭医生签约服务没有经费支撑，我们是从公共卫生项目经费中扣除一定比例用于签约服务，其使用有违公共卫生项目经费专款专用要求。（某乡镇卫生院文件）

2）很多地方并未实行耗材两票制。

耗材没有实行两票制，药品两票制本身要求得早，所以一直在推进。国家要求的耗材两票制耗材是植入性的高值耗材，我们的高值耗材只有骨科涉及，也就是钢板。平台给的钢板的价格比我们自己采购的价格高，所以并未实行两票制。我们原来采购的价格可能在1000元左右，但是如果实行耗材两票制，那么平台的采购价格可能是2000元左右，鉴于这种情况，出于利润的考虑我们并未突破实行两票制。（某县医院院长）

3）药品零差率后，药占比逐年下降，个别药品变相涨价。

药品零差率后，药占比低了。药品供应基本没问题，个别品种有断货现象。过去肾上腺素几块钱很便宜，现在贵了，因为统一管理，这些原本比较便宜的药品可能涨到了十一块钱，过去一盒十支，现在一盒两支。厂家为了保持利润变规格变包装，厂家变相涨价。进口药物，原研药不提供两票制。（某县医院院长）

5. 典型案例分析

1）建设背景。汉滨区，隶属陕西省安康市，安康市的政治、经济、文化和交通信息中心。截至2017年末，汉滨区常住人口88.04万人，其中，城镇人口48.53万人，占55.1%；乡村人口39.51万人，占44.9%。截至2017年末，汉滨区财政总收入23.11亿元，比

2016 年增长 1.7%，其中财政一般预算收入 5.02 亿元，比 2016 年下降 1.3%。

样本地区中，2018 年基层医疗卫生机构平均医保收入，澄城县 388.66 万元、汉滨区 132.00 万元。但是澄城县 2017 年常住人口为 39.32 万人，汉滨区却接近 88.04 万人。汉滨区本身的人口基数远远大于澄城县和子长市，但是汉滨区医保收入却小于澄城县。在如此庞大的人口基数下，汉滨区的医保定额还能否承担其医疗需求？

2）医保定额不足会影响基层医疗卫生服务能力的提高。以安康市汉滨区茨沟镇乡镇卫生院为例，通过对茨沟镇乡镇卫生院院长访谈得知，汉滨区医保定额不足会限制其基层医疗卫生服务能力的提升。以下为某乡镇卫生院院长访谈结果：

> 我们一年住院人次接近两千，门诊人次接近三万，但是总收入只有 300 万元左右。次均住院医保报销仅 700 元（从住院到出院一共七天，700 元），远远不足以支撑乡镇卫生院的医疗需求。比如，一个病人住了 7 天以上，超过了乡镇卫生院医保报销的额度，虽然乡镇卫生院出于病情考虑，并未允许其出院，在病人住了 13 天后，达到出院条件才允许病人出院，医院亏损 1000 元左右。由于此地经济发展水平较低，居民收入偏低，病人无力自付超出的部分，只能由卫生院来承担，如果不解决医保定额问题，这样持续下去乡镇卫生院难以维持发展。

医保定额不足会限制乡镇卫生院的服务能力提升，如果乡镇卫生院想保证自身的服务能力，应将病人留在基层。首先乡镇卫生院的住院人次与门诊人次会相应增加，其次病人对医保报销的需求也会随之增加，但是如果医保定额不变，就会出现上述情况，乡镇卫生院长此亏损下去，难以开展或不愿开展一些医疗服务，比如慢性阻塞性肺疾病和冠心病的诊断和治疗。这会影响乡镇卫生院的医疗服务能力，一些本可以留在基层诊断的病人也会寻求医疗卫生服务能力更好的县医院，这与医改背景下的分级诊疗的目的相违背。

3）经验推广。若要保证社区卫生服务中心或乡镇卫生院的服务能力，上级部门在医保定额划分时需要考虑人口数量因素、经济发展水平、居民收入水平以及地方病的因素。

（三）小结

1）财务管理方面：在资金管理上，乡镇卫生院实行全额预算拨款制，通过考核区域基本医疗、基本公共卫生、中医药等其他医疗卫生服务，建立补助标准；在管理规范上，严格财务收支记录规则，逐级设账，定期考核。

2）县级公立医院总收入和总支出总体上呈增长趋势，但是总收入中财政补助收入和总支出中财政专项支出总体上趋于下降。

2015—2018 年县级公立医院总收入总体上呈增长趋势，总收入中药品补助收入、医疗收入和其他收入总体上有所增加，占总收入比重也在逐年上升，其中医疗收入占总收入比重最高。但是财政补助收入总体上趋于下降，而且财政补助收入占总收入比重也在逐年下降。财政补助收入中，基本支出补助收入总体上有所增长，而项目支出补助收入总体上趋于减少。总收入中的医保收入，总体上有所增加，占总收入比重也在逐年上升。总支出总体上呈增长趋势，总支出中药品支出和医疗支出总体上有所增加，其中医疗支出占总支出比重最高。但是财政专项支出总体上趋于减少，占总支出比重也在逐年下降。

3）社区卫生服务中心或乡镇卫生院总收入和总支出总体上呈增长趋势，但是总收入中人员经费补助总体上趋于下降。

2015—2018 年社区卫生服务中心或乡镇卫生院平均总收入总体上呈增长趋势，总收入中财政补助收入、药品收入和医疗收入总体上有所增加，其中财政补助收入占总收入比重最高。财政补助收入中，人员经费补助收入总体上呈下降趋势，公共卫生补助收入总体上呈上升趋势。总收入中来自医保（含新农合）基金的额度总体上呈增长趋势，占总收入比重也在逐年上升。总支出总体上呈增长趋势，总支出中药品支出总体上有所增加。

4）县级公立医院总资产和负债总额总体上有所增长。2015—2018 年县级公立医院总资产总体上有所增长，年均增长率较高。负债总额总体上有所增长，年均增长率也相对较高。

5）农村家庭医生签约服务没有经费支撑，影响农村家庭医生签约服务主动性。很多地方并未实行耗材两票制，原因在于实行两票制后，采购价格会上涨。药品零差率后，药占比逐年下降，厂商出于利润的考虑将个别药品变相涨价。

三、卫生设施配置情况

1. 县级医院实际开放床位数

五个样本地区中，2018 年县级医院实际开放床位数分别为：汉滨区 500 张，澄城县 562 张，扶风县 758 张，子长市 500 张，神木市 700 张，如图 3－36 所示。

从趋势上看，汉滨区床位数由 2015 年的 350 张上升至 2018 年的 500 张，年均增长率为 12.62%；澄城县由 2015 年的 500 张上升至 2018 年的 562 张，年均增长率为 3.97%；扶风县由 2015 年的 670 张上升至 2018 年的 758 张，年均增长率为 4.20%；子长市与神木市 2015—2018 年无变化。汉滨区县级医院实际开放床位数增长最快，年均增长率为 12.62%。

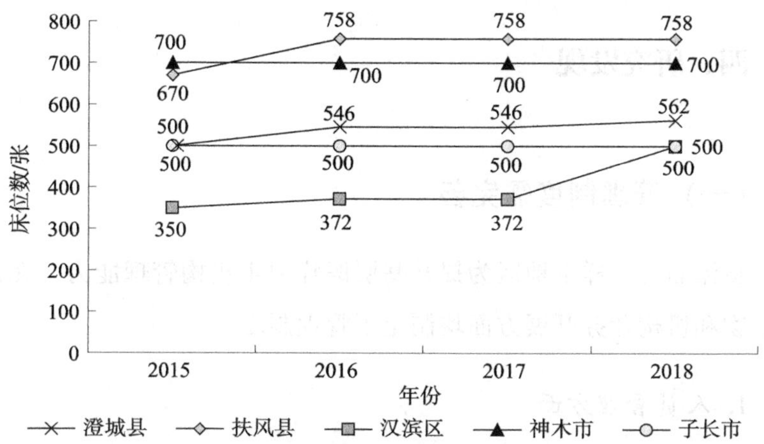

图 3－36　2015—2018 年样本地区县级医院实际开放床位数变化情况

2. 2018 年乡镇卫生院平均现有住院床位数

四个样本地区中，2018 年乡镇卫生院平均现有住院床位数分别为：汉滨区 16. 33 张，澄城县 18. 20 张，扶风县 28. 00 张，子长市 19. 69 张。其中，扶风县乡镇卫生院平均现有床位数最多，为 28. 00 张，如图 3－37 所示。

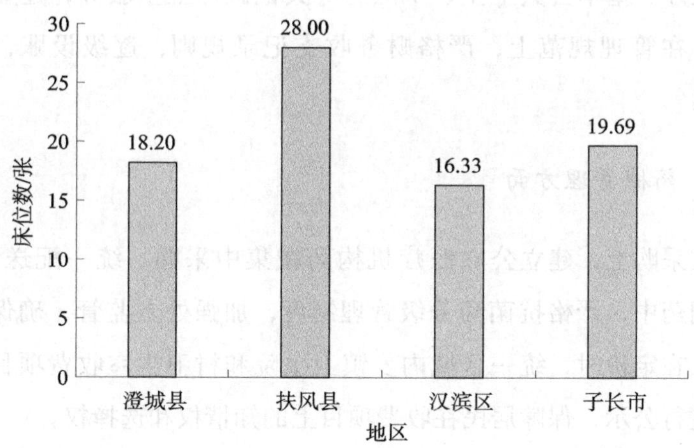

图 3－37　2018 年样本地区乡镇卫生院平均现有住院床位数情况

四、研究发现

（一）管理制度需完善

整体而言，样本地区为提升基层医疗卫生机构管理能力，在人、财、物和机构业务开展方面均制定了管理制度。

1. 人员管理方面

针对基层医疗卫生机构人力资源短缺问题，一方面扩大乡镇级人员编制，在数量上放宽限制；另一方面通过县域医疗联合体培训、带教等制度，为基层培养医务人才；此外，通过改善基层医疗卫生机构人员待遇、提供政策优惠支持等帮助基层留住人才。

2. 财务管理方面

在资金管理上，乡镇卫生院实行全额预算拨款，通过考核区域基本医疗、基本公共卫生、中医药等其他医疗卫生服务，建立补助标准；在管理规范上，严格财务收支记录规则，逐级设账，定期考核。

3. 药械管理方面

在采购上，建立公立医疗机构药械集中采购、统一配送制度；临床用药中，严格抗菌药分级管理制度，加强处方监管，确保用药安全；在定价时，统一区域内乡镇卫生院和村卫生室收费项目和标准并进行公示，保障居民在收费项目上的知情权和选择权。

4. 业务管理方面

在责任划分上，进一步明确各级医疗机构职能，纵向建立分级诊疗制度，横向划分服务区域，建立责任医师团队，在县域内形成完整的医疗服务网络；在执业规范上，实践临床路径管理制度，规范诊疗流程；在医疗服务质量上，建立安全性、疗效和群众满意度等评价指标体系，从不同视角评价医疗服务质量，并将结果与机构绩效挂钩，推动机构提升服务质量。

（二）基层医疗卫生机构人才招不来、留不住、干不好

卫生人力是影响基层医疗卫生服务能力的核心要素，其数量、质量和能力决定了基层医疗卫生服务能力。近年来样本地区虽出台了培训、县招乡用、考核倾斜等招人留人政策，但基层医疗卫生机构卫生人力仍面临“招不来、留不住、干不好”三大问题。

1. “招不来”

近年来，样本地区基层医疗卫生机构在岗人员数量虽有所上升，但主要以临聘人员为主。根据访谈资料分析，多数基层医疗卫生机构卫生人员总量仍不能满足需求，现有编制未能占满，且严重缺乏医技和公卫人员。在本次调研中发现，多数基层医疗卫生机构的关键岗位工作人员往往身兼数职，甚至存在健康教育、健康扶贫、公共卫生等多项重点工作由一人负责的情况。

基层医疗卫生机构“招不来”人的主要原因包括三个方面。首先，基层医疗卫生机构编制数较少但招考的门槛较高。访谈发现，基层医疗卫生机构招考对学历要求基本为本科以上，导致尽管编制较少但依然不能招满编制的现状。其次，基层医疗卫生机构待遇低、

条件差吸引不了医学生。调研发现，本科学历及以上的医学生少有下沉到基层的意愿，进一步导致基层医疗卫生机构编制空缺。最后，基层医疗卫生机构缺乏招聘自主权。基层医疗卫生机构人才招聘主要由当地人社部门负责，人社部门一年统一组织招考一次，且招聘时间与应届大学生寻找工作时间相比严重滞后，不灵活的招考方式导致基层医疗卫生机构招不来人。

2. “留不住”

调研发现，基层医疗卫生机构人员流失严重，主要由基层机构向上一级机构流动，甚至流向城市大医院。在对医护人员的访谈中发现，多数医护人员对当下的工作环境、薪酬待遇不满意，且有流动意愿。在对基层医疗卫生机构管理人员访谈中发现，城市—县—乡镇三级之间，每一级对下一级均存在人才的虹吸作用，导致乡镇基层医疗卫生机构的人才不断流失。

主要原因包括以下两个方面。首先，基层留人机制不健全。以订单定向医学生政策为例，订单定向医学生政策旨在从人才的“入口处”解决基层卫生人才缺乏的问题，但访谈发现，订单定向医学生在6年服务期满后该何去何从的问题并未在政策中有所涉及，医学生将人生中最佳的学习时间奉献给基层，但服务期满后医学生的就业及职业前景未能得到保障，从而导致订单定向医学生宁愿缴纳违约金也不愿意留在基层。其次，基层医疗卫生机构缺乏有效的激励机制，难以留住骨干人才。基层医疗卫生机构现有薪酬制度、职称评定和晋升机制对优秀医学生、优秀骨干人才、全科医生的吸引力不足，难以达到基层业务发展要求和满足群众看病就医需要。最后，卫生人力资源于20世纪90年代市场化后，政府无法采用行政手段对其进行配置，基层卫生人员作为“经济人”，倾向于向薪酬待遇好、有职业前景的医疗机构流动。城市医疗卫生机构为了自身发展，不断扩建病房和床位，所需医护人员多数从基层医疗卫生机构招聘。城市医疗卫生机构的工作环境、学术地位、薪酬待遇、设备配置等较基层均存在优势，在基层工作条件差、患者少而自身诊疗水平需要积累临床经验的基础上，基层医疗卫生机构的人才均倾向于流向城市医疗卫生机构，从而进一步加剧了基层医疗卫生机构卫生人才的短缺。

3. “干不好”

主要表现在以下两方面：一是招聘人员专业不对口。访谈发现，由于基层严重缺乏人才，因此一旦有报考基层医疗卫生机构的医学生，便会出现“一考必录”的现象，虽保证了数量，但未保证基层医疗卫生机构实际的需求，招聘的医学生所学专业多与所在岗位不匹配，从而产生“干不好”的现象。二是无有效的激励机制，卫生人员工作积极性差。访谈发现，基层医疗卫生机构现有薪酬制度、绩效考核、职称评定和晋升机制对优秀医学生、优秀骨干人才、全科医生的激励作用不足，导致基层卫生人员工作积极性差。

（三）基层医疗卫生机构“造血”能力差

医疗卫生经费和设施设备是影响基层医疗卫生服务能力的重要因素。调研发现，近年来样本地区基层医疗卫生机构虽然收入不断增长，但“造血”机制仍未形成，“造血”能力差，主要原因包括以下方面：

1. 财政投入不足

首先，基础设施建设方面，调研发现，部分基层医疗卫生机构业务用房面积有限，财政投入不足导致改建扩建困难，部分基本医疗服务无法顺利开展，基层医疗卫生机构服务效率降低，服务能力弱化；其次，设备投入方面，访谈发现，部分样本地区设备财政投入不足，导致基层医疗卫生机构缺乏除颤器等开展医疗服务的必需设备；最后，历史债务偿还方面，调研发现，地方财政未解决基层医疗卫生机构历史债务问题。以上原因导致机构“造血”能力差。

2. 财政补偿不足且滞后

首先，财政补偿不足，访谈发现，药品“零差率”政策实施以后，药品加成取消，虽然政府有一定的财政补偿，但是补偿金额无法弥补基层医疗卫生机构的政策性亏损；其次，财政补偿滞后，访谈发现，在实践过程中，部分基层医疗卫生机构公共卫生经费和药品补助未能及时到位。

3. 基层医疗卫生机构运营成本增加

访谈发现，“两票制”政策实施后，部分药品和耗材生产、配送企业在采购平台的中标价格高于政策实施前价格，导致样本地区部分基层医疗卫生机构运营成本增加，限制其“造血”能力提高。

第二节　样本地区基层医疗卫生服务现状分析

一、基本医疗服务现状

（一）县级公立医院

1. 门诊人次数

五个样本地区中，2018 年县级公立医院门诊人次数排序依次为：

神木市778900人次、扶风县392320人次、澄城县250862人次、子长市192866人次、汉滨区170286人次。神木市县级公立医院的门诊人次数显著高于其他的县区，如图3－38所示。

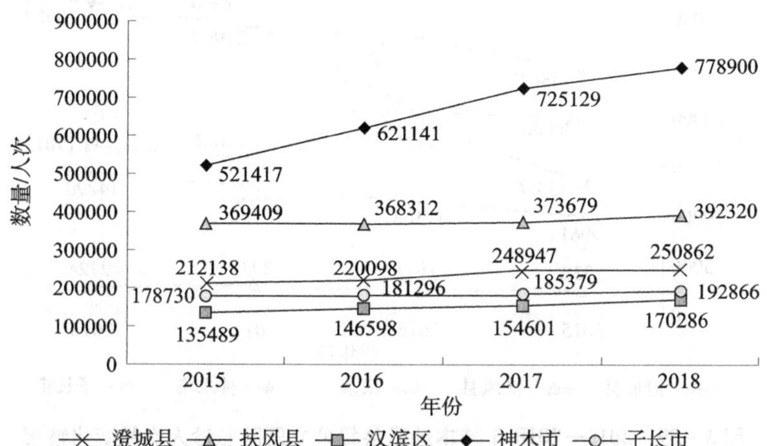

图3－38　2015—2018年样本地区县级公立医院门诊人次数变化情况

从趋势上看，2015—2018年公立医院门诊人次数有所增长。神木市由2015年的521417人次上升至2018年的778900人次，年均增长率为14.31%；澄城县由2015年的212138人次上升至2018年的250862人次，年均增长率为5.75%；扶风县由2015年的369409人次上升至2018年的392320人次，年均增长率为2.03%；汉滨区由2015年的135489人次上升至2018年的170286人次，年均增长率为7.92%；子长市由2015年的178730人次上升至2018年的192866人次，年均增长率为2.57%。神木市年均增长率显著高于其他区县，汉滨区、澄城县增长较快，扶风县、子长市缓慢增长。

2. *急诊人次数*

五个样本地区中，2018年县级公立医院急诊人次数排序依次为：神木市31454人次、子长市29987人次、汉滨区17019人次、澄城县

14290 人次、扶风县 2724 人次，如图 3－39 所示。神木市与子长市的急诊人次数显著高于其他的县区。

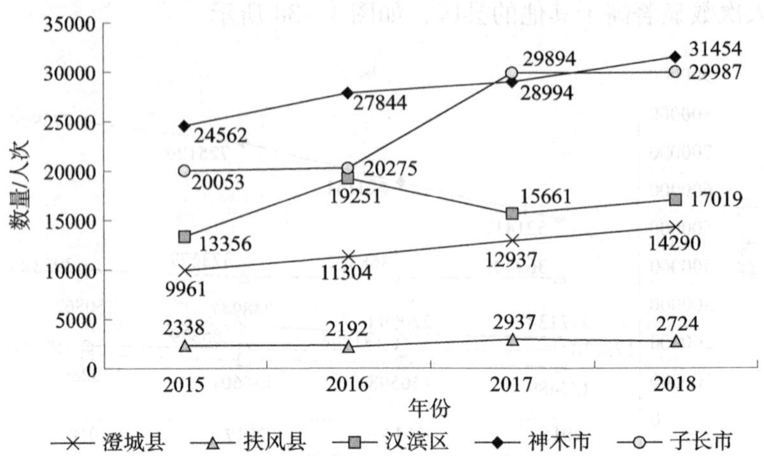

图 3－39　2015—2018 年样本地区县级公立医院急诊人次数变化情况

从趋势上看，2015—2018 年样本地区县级公立医院急诊人次数总体上有所增长。神木市由 2015 年的 24562 人次上升至 2018 年的 31454 人次，年均增长率为 8.59%；子长市由 2015 年的 20053 人次上升至 2018 年的 29987 人次，年均增长率为 14.35%；汉滨区由 2015 年的 13356 人次波动上升至 2018 年的 17019 人次，年均增长率为 8.41%；澄城县由 2015 年的 9961 人次上升至 2018 年的 14290 人次，年均增长率为 12.78%；扶风县由 2015 年的 2338 人次波动上升至 2018 年的 2724 人次，年均增长率为 5.23%。子长市年均增长率显著高于其他区县。

3．出院人数

五个样本地区中，2018 年县级公立医院出院人数排序依次为：扶风县 33625 人次、神木市 31362 人次、澄城县 25615 人次、子长市 20126 人次、汉滨区 18991 人次。

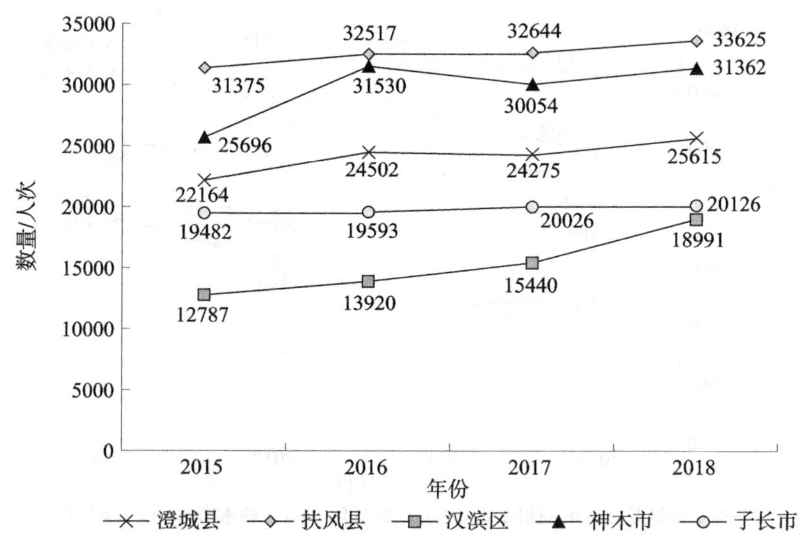

图 3－40　2015—2018 年样本地区县级公立医院出院人数变化情况

从趋势上看，2015—2018 年样本地区县级公立医院出院人数总体上有所增长。扶风县由 2015 年的 31375 人次缓慢上升至 2018 年的 33625 人次，年均增长率为 2.34%；神木市由 2015 年的 25696 人次上升至 2018 年的 31362 人次，年均增长率为 6.87%；澄城县由 2015 年的 22164 人次上升至 2018 年的 25615 人次，年均增长率为 4.94%；子长市由 2015 年的 19482 人次缓慢上升至 2018 年的 20126 人次，年均增长率为 1.09%；汉滨区由 2015 年的 12787 人次快速上升至 2018 年的 18991 人次，年均增长率为 14.09%。汉滨区年均增长率显著高于其他区县。

4. 入院人数

五个样本地区中，2018 年入院人数排序依次为：扶风县 33625 人次、神木市 31454 人次、澄城县 25619 人次、子长市 20122 人次、汉滨区 19197 人次，如图 3－41 所示。

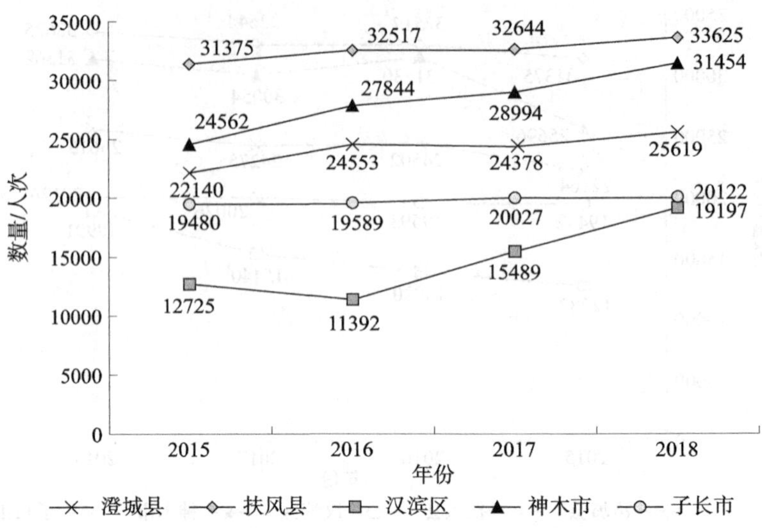

图 3－41　2015—2018 年样本地区县级公立医院入院人数变化情况

从趋势上看，2015—2018 年样本地区县级公立医院入院人数总体上有所增长。扶风县由 2015 年的 31375 人次缓慢上升至 2018 年的 33625 人次，年均增长率为 2.34%；神木市由 2015 年的 24562 人次上升至 2018 年的 31454 人次，年均增长率为 8.59%；澄城县由 2015 年的 22140 人次上升至 2018 年的 25619 人次，年均增长率为 5.00%；子长市由 2015 年的 19480 人次缓慢上升至 2018 年的 20122 人次，年均增长率为 1.09%；汉滨区由 2015 年的 12725 人次快速上升至 2018 年的 19197 人次，年均增长率为 14.69%。汉滨区年均增长率显著高于其他区县。

5. 实际占用总床日数

五个样本地区中，2018 年县级公立医院实际占用总床日数排序依次为：扶风县 295474 天、神木市 219785 天、澄城县 197647 天、汉滨区 171156 天、子长市 152308 天，如图 3－42 所示。

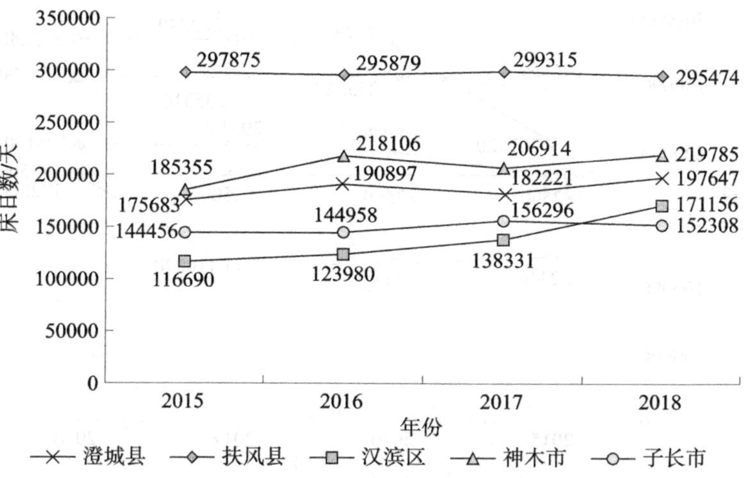

图3-42 2015—2018年样本地区县级公立医院实际占用总床日数变化情况

从趋势上看，2015—2018年扶风县实际占用总床日数总体上有所下降，其余区县均有所上升。扶风县由2015年的297875天波动下降至2018年的295474天，年均增长率为-0.27%；神木市由2015年的185355天上升至2018年的219785天，年均增长率为5.84%；澄城县由2015年的175683天上升至2018年的197647天，年均增长率为4.00%；汉滨区由2015年的116690天快速上升至2018年的171156天，年均增长率为13.62%；子长市由2015年的144456天缓慢上升至2018年的152308天，年均增长率为1.78%。汉滨区年均增长率显著高于其他区县。

6. 实际开放总床日数

五个样本地区中，2018年县级公立医院实际开放总床日数排序依次为：扶风县283240天、神木市255500天、澄城县205130天、汉滨区182500天、子长市182500天。

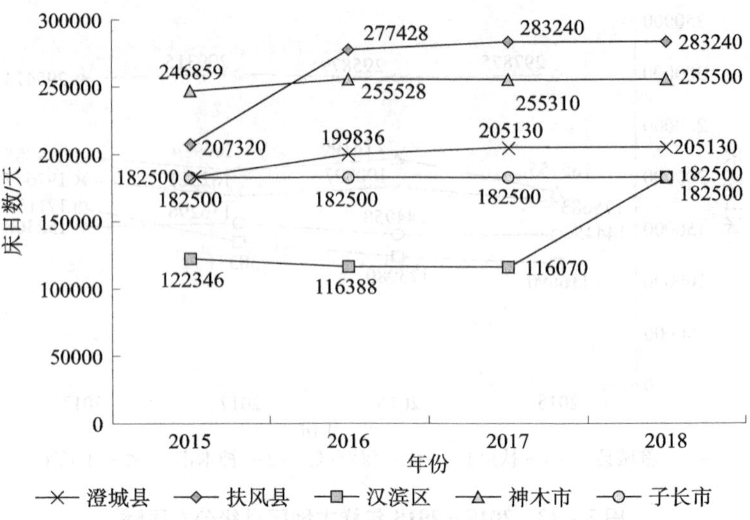

图3－43　2015—2018年样本地区县级公立医院实际开放总床日数变化情况

从趋势上看，2015—2018年各个区县的县级公立医院实际开放总床日数均有所上升。扶风县由2015年的207320天上升至2018年的283240天，年均增长率为10.96%；神木市由2015年的246859天上升至2018年的255500天，年均增长率为1.15%；澄城县由2015年的182500天上升至2018年的205130天，年均增长率为3.97%；汉滨区由2015年的122346天快速上升至2018年的182500天，年均增长率为14.26%；子长市2015—2018年的实际开放总床日数皆为182500天，无变化。汉滨区、扶风县年均增长率显著高于其他区县。

（二）乡镇卫生院

1. 门急诊总人次数与中医门诊服务人次数

四个样本地区中，2018年乡镇卫生院平均门急诊总人次数依次为：汉滨区27796人次，澄城县22731人次，扶风县18267人次，子长市3770人次，如图3－44所示。

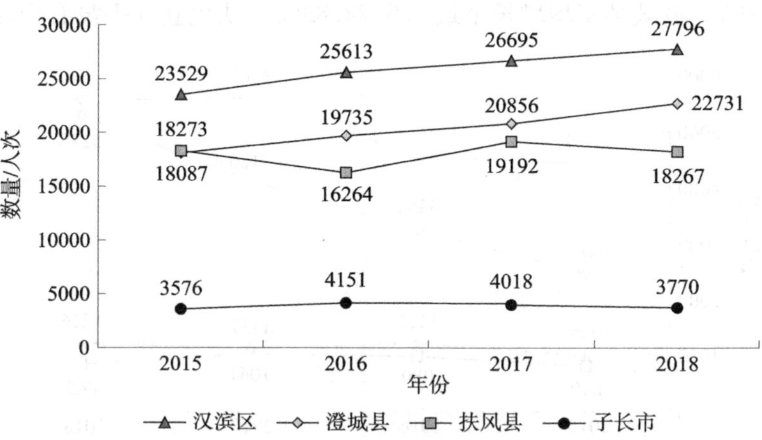

图3－44　2015—2018年样本地区乡镇卫生院平均门急诊总人次数变化情况

从趋势上看，汉滨区由2015年的23529人次上升至2018年的27796人次，年均增长率为5.71%；澄城县由2015年的18087人次上升至2018年的22731人次，年均增长率为7.91%；扶风县2015年为18273人次，2018年为18267人次，总体变化不大；子长市四年间的变化不大，2015—2018年依次为3576人次，4151人次，4018人次，3770人次。澄城县年均增长率最高为7.91%；扶风县与子长市几乎没有变化。

2018年门急诊总人次数中，中医门诊服务人次数依次为：汉滨区5547人次，澄城县5278人次，子长市1226人次，扶风县842人次，如图3－45所示。

从趋势上看，汉滨区由2015年的4429人次上升至2018年的5547人次，年均增长率为7.79%；澄城县由2015年的2468人次上升至2018年的5278人次，年均增长率为28.83%；扶风县由2015

年的819人次上升至2018年的842人次，总体变化不大；子长市由2015年的997人次上升至2018年的1226人次，年均增长率为7.13%。澄城县年均增长率最高为28.83%；扶风县几乎没有变化。

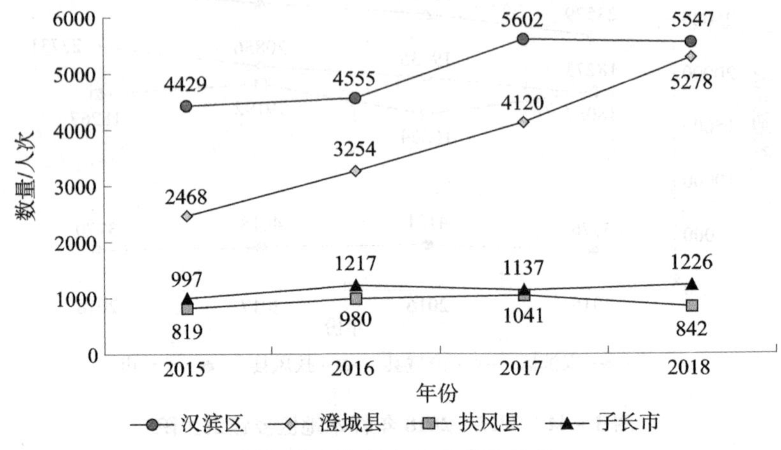

图3-45　2015—2018年样本地区乡镇卫生院平均中医门诊服务人次数变化情况

2. 出诊服务人次数

四个样本地区中，2018年乡镇卫生院平均出诊服务人次数依次为：汉滨区193人次，澄城县34人次，子长市16人次，扶风县4人次，如图3-46所示。

从趋势上看，汉滨区由2015年的70人次上升至2018年的193人次，年均增长率为40.22%；澄城县四年间的变化不大，2015—2018年依次为30人次、34人次、29人次、34人次；扶风县四年间的变化也不大，2015—2018年依次为8人次、8人次、5人次、4人次；子长市四年间的变化同样不大，2015—2018年依次为15人次、26人次、15人次、16人次。汉滨区增长较快，年均增长率为40.22%。

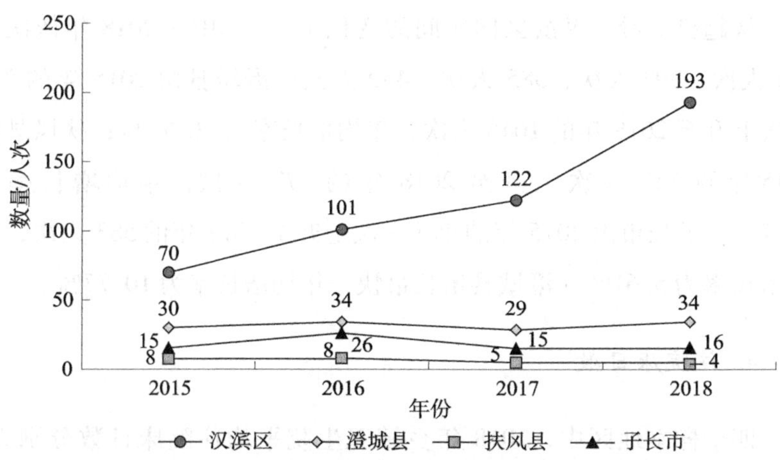

图 3－46　2015—2018 年样本地区乡镇卫生院平均出诊服务人次数变化情况

3. 出院人次数

四个样本地区中，2018 年乡镇卫生院平均出院人次数依次为：澄城县 1048 人次、扶风县 677 人次、子长市 583 人次、汉滨区 450 人次，如图 3－47 所示。

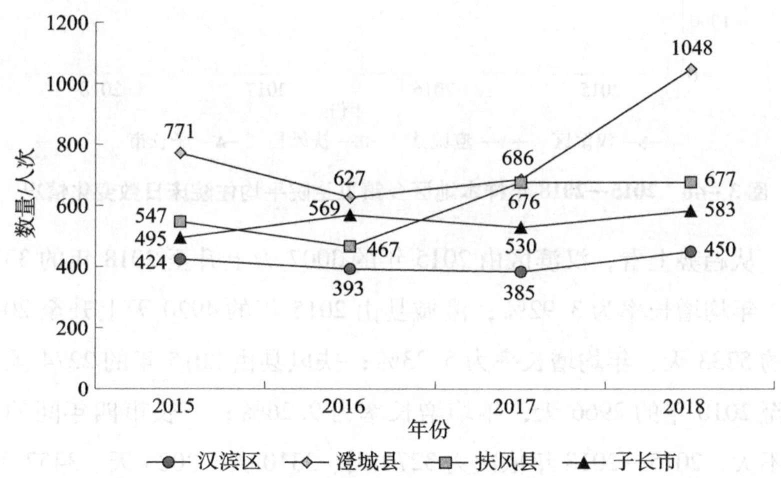

图 3－47　2015—2018 年样本地区乡镇卫生院平均出院人次数变化情况

从趋势上看，汉滨区四年间的变化不大，2015—2018 年依次为 424 人次、393 人次、385 人次、450 人次；澄城县由 2015 年的 771 人次上升至 2018 年的 1048 人次，年均增长率为 10.77%；扶风县由 2015 年的 547 人次上升至 2018 年的 677 人次，年均增长率为 7.37%；子长市由 2015 年的 495 人次上升至 2018 年的 583 人次，年均增长率为 5.61%。澄城县增长最快，年均增长率为 10.77%。

4. 住院床日数

四个样本地区中，2018 年乡镇卫生院平均住院床日数分别为：汉滨区 3375 天，澄城县 5733 天，扶风县 2966 天，子长市 3457 天，如图 3-48 所示。

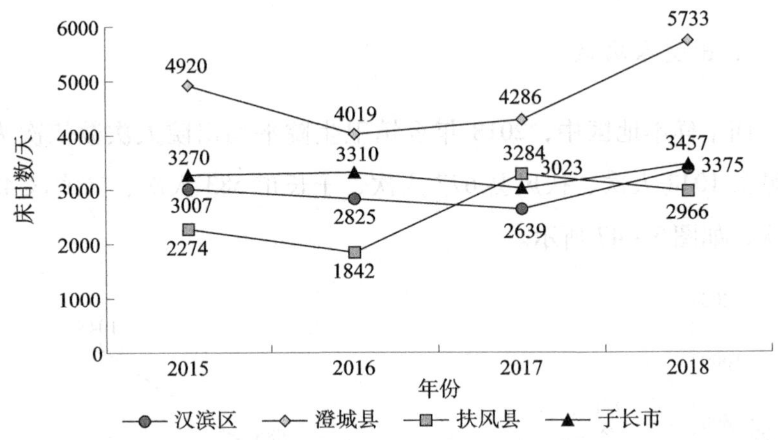

图 3-48　2015—2018 年样本地区乡镇卫生院平均住院床日数变化情况

从趋势上看，汉滨区由 2015 年的 3007 天上升至 2018 年的 3375 天，年均增长率为 3.92%；澄城县由 2015 年的 4920 天上升至 2018 年的 5733 天，年均增长率为 5.23%；扶风县由 2015 年的 2274 天上升至 2018 年的 2966 天，年均增长率为 9.26%；子长市四年间的变化不大，2015—2018 年依次为 3270 天、3310 天、3023 天、3457 天。扶风县增长最快，年均增长率为 9.26%。

5. 上转病人人次数

四个样本地区中，2018 年乡镇卫生院平均上转病人人次数分别为：汉滨区 123 人次，澄城县 378 人次，扶风县 2360 人次，子长市 16 人次，如图 3－49 所示。

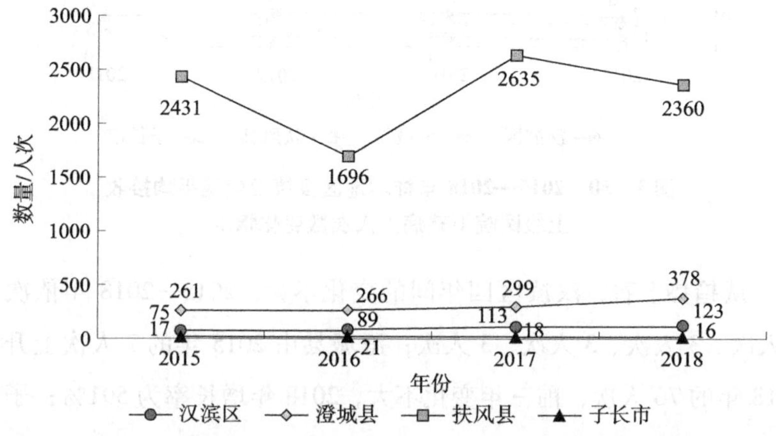

图 3－49　2015—2018 年样本地区乡镇卫生院平均上转病人人次数变化情况

从趋势上看，汉滨区由 2015 年的 75 人次上升至 2018 年的 123 人次，年均增长率为 17.93%；澄城县由 2015 年的 261 人次上升至 2018 年的 378 人次，年均增长率为 13.14%；扶风县 2016 年为 1696 人次，与其他三年差异较大，总体趋势变化不大；子长市 2015—2018 年分别为 17 人次、21 人次、18 人次、16 人次，几乎无变化。

6. 接收上级医院下转病人人次数

四个样本地区中，2018 年乡镇卫生院平均接收上级医院下转病人人次数分别为：汉滨区 3 人次，澄城县 76 人次，扶风县 0 人次，子长市 9 人次，如图 3－50 所示。其中，澄城县显著高于其他三县，为 76 人次；扶风县 4 年均无接收上级医院下转病人。

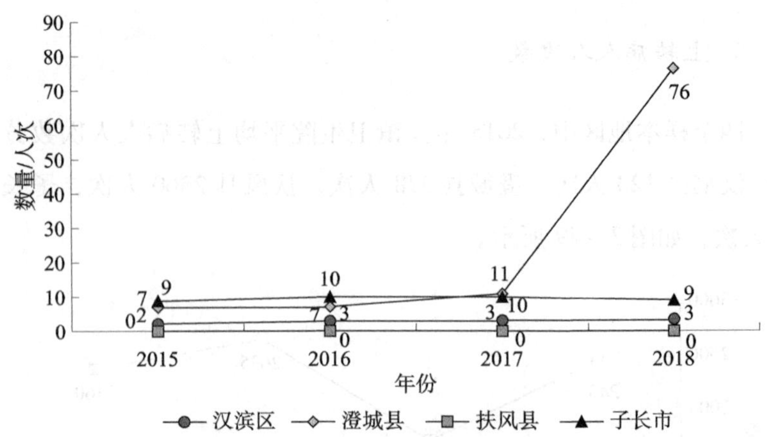

图 3-50　2015—2018 年样本地区乡镇卫生院平均接收上级医院下转病人人次数变化情况

从趋势上看，汉滨区四年间的变化不大，2015—2018 年依次为 2 人次、3 人次、3 人次、3 人次；澄城县由 2015 年的 7 人次上升至 2018 年的 76 人次，前三年变化不大，2018 年增长率为 591%；子长市四年间的变化不大，2015—2018 年依次为 9 人次、10 人次、10 人次、9 人次。

（三）村卫生室

四个样本地区中，子长市样本量为 89 个，澄城县样本量为 170 个，扶风县与汉滨区样本量均为 99 个。

1. 统计日前五天的处方数

四个样本地区中，子长市统计日前五天处方数为 1722 张，平均每个村卫生室 19.35 张；澄城县统计日前五天处方数为 4911 张，平均每个村卫生室为 28.89 张；扶风县统计日前五天处方数为 6639 张，平均每个村卫生室为 67.06 张；汉滨区统计日前五天处方数为 4030 张，平均每个村卫生室为 40.71 张。扶风县村卫生室最近五天的平均处方数量远高于其他区县，如图 3-51 所示。

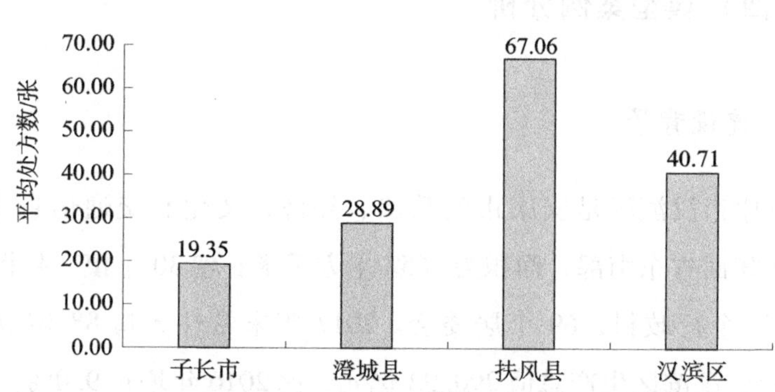

图 3-51 样本地区村卫生室统计日前五天的平均处方数

2. 统计日前五天处方的总金额数

四个样本地区中，子长市统计日前五天处方的总金额数为 20498.95 元，平均每个村卫生室 230.33 元；澄城县统计日前五天处方的总金额数为 159483 元，平均每个村卫生室为 938.14 元；扶风县统计日前五天处方的总金额数为 125253 元，平均每个村卫生室为 1265.19 元；汉滨区统计日前五天处方的总金额数为 133680 元，平均每个村卫生室为 1350.30 元，如图 3-52 所示。

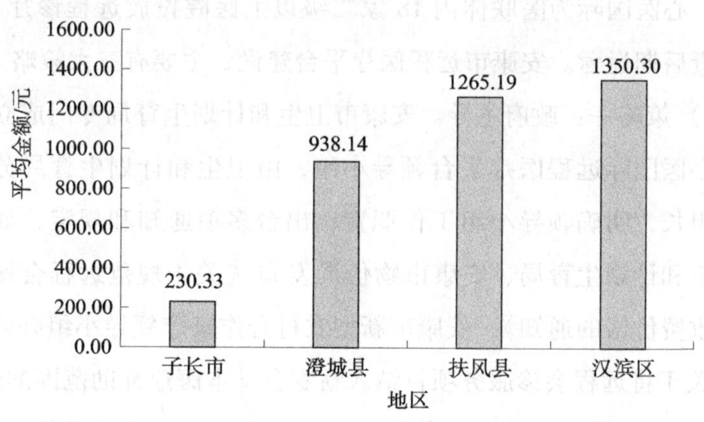

图 3-52 样本地区村卫生室最近五天处方的平均金额数

（四）典型案例分析

1. 建设背景

安康市汉滨区是安康市的政治、经济、文化和交通信息中心。它位于陕西省东南部，面积为3652平方千米。辖30个镇、4个办事处，876个行政村，69个居委会。2017年末常住人口88.04万人，2017年，汉滨区生产总值290.92亿元，比2016年增长9.0%。

安康市汉滨区经济相对落后，优质医疗服务的可及性自然有限。鉴于此，安康市中医医院于2014年底提出建立“安康市中医医院医联体”的工作思路，反复磋商组建方案，制定医联体工作章程，并于2015年2月4日正式向安康市卫生和计划生育局报送《安康市中医医院关于组建安康市中医院医疗联合体的请示》。

2. 远程医疗平台

在医联体建设背景下，安康市形成“政府主导、医院实施、第三方服务”的多模态、全方位、一体化的安康市心医国际远程医疗平台。心医国际为医联体内18家二级以上医院投放远程诊疗设备，并负责后期运营。安康市远程医疗平台建设，主要有三大策略。

1）策略一：政府主导。安康市卫生和计划生育局专门成立了安康市心医国际远程医疗平台领导小组，由卫生和计划生育局分管局长任组长，明确领导小组工作职责；出台多项通知和规定，如安康市卫生和计划生育局、安康市物价局发布《关于规范远程会诊服务项目收费价格的通知》，安康市新型农村合作医疗领导小组办公室发布《关于将远程会诊服务项目纳入新农合基本医疗补助范围的通知》《安康市中医院远程医疗服务管理办法》等；组建管理及技术团队，配备专职人员负责远程医疗业务等；建立健全管理机制，对平台内所有医院实行了“三统一”；建立了远程会诊运行通报制度，全面推进科学化、规范化管理；在会诊专家的管理上，建立严格的遴选机制，组建了远程医疗专家库。安康市中医医院医学影像科开展了影像图像远程诊断业务，提供24小时诊断服务，使基层急危重病人得到及时、有效的诊断。

2）策略二：第三方运营。作为安康市中医医院医联体的承建方，心医国际在该项目上努力得到了政府和医院方的认可。远程医疗平台的承建方要具备三个条件：有自己的运营队伍、有医联体建设整体解决方案和为基层服务的能力和经验、懂医院的规则。安康市远程医疗中心选择第三方运营，一是因为后者有技术优势，能够随时为平台提供技术支撑；二是因为可以解放医院的生产力，让其投入更大的精力做诊疗。

3）策略三：医院实施。安康市中医医院总结，医联体建立了“业务帮扶、学科领办、信息共享、学术交流、人才培养、分级诊疗、远程会诊”等协作模式，取得了明显成效。

①业务帮扶。每月定期派驻专家前往下级医院开展坐诊查房、技术指导、业务讲座、手术示教；定期与乡镇卫生院合力举办业务讲课及义诊活动，真正实现“首诊在社区、大病到医院、康复回社区”的医联体目标，使患者在医联体内享有三级甲等医院的医疗服务，有力地提高了基层医院的综合服务能力。

②学科领办。推动优质医疗资源优化整合、下沉基层，采用“点对点”的帮建，对多家医院多个学科进行援建，在项目的实施中，从科室规划、布局、感控流程、制度等方面给予指导。

③信息共享。安康市中医医院利用优势医疗资源，承担多家成员单位病理诊断及大型检查、检验工作，定期派车、派人员收送标

本，在成员单位内开通大型检查预约直通车服务，对基层医院来说，提升医疗水平、降低医疗费用、简化服务环节等“老大难”问题，现在都找到了突破口。

④学术交流。大力推进人才战略，注重人才培养，邀请成员单位医务人才参加各类专题培训班，让基层医生能及时了解到学科前沿的技术，解决临床中发现的问题。

⑤人才培养。借助中医院全科医生培训基地平台，免费对基层医务人员进行规范化培养，提升基层医务人员业务技术水平。

⑥分级诊疗。建立了双向转诊绿色通道，为基层医疗卫生机构上转的患者提供“一站式”医疗服务，对转诊患者实施优先诊疗，有效地缓解患者看病难的问题。

⑦远程会诊。搭建“安康市心医国际远程医疗平台”，为全市18 家二级以上医院、44 家拥有 CR 的镇卫生院投放远程医疗设备，实现了三级、二级和一级医疗机构全覆盖。

3. 建设效果

截至 2019 年 4 月底，安康市心医远程诊疗平台整体运行情况良好，安康市中医医院心医国际远程医疗平台、云 PACS 平台、心电网络三大远程平台总共完成会诊 48459 例。对下会诊共计 16326 例，影像诊断 10667 例、心电诊断 603 例、临床会诊 602 例，对乡镇会诊 10258 例，对二级以上医院会诊 1615 例，二级医院对下会诊 4454 例。云 PACS 平台会诊 10926 例。心电网络平台共计会诊 21207 例，静态心电图 19000 例、动态心电图 3207 例。开展培训 63 场次，组织学术会议直播 5 场次，培训人数 15970 人次。

4. 经验推广

安康市汉滨区的远程医疗服务平台，是由区域内重点三级医院主导，借助第三方运营的模式。医院本身作为医联体或者医共体的一部分，运用远程医疗平台落实分级诊疗制度。

二、公共卫生服务现状

1. 城镇居民健康档案规范化情况

四个样本地区中，2018 年城镇居民健康档案规范化累计建档人数排序依次为：汉滨区 157612 人，澄城县 126096 人，子长市 63687 人，扶风县 1511 人，如图 3－53 所示。汉滨区城镇居民健康档案规范化的人数最多，扶风县最少。

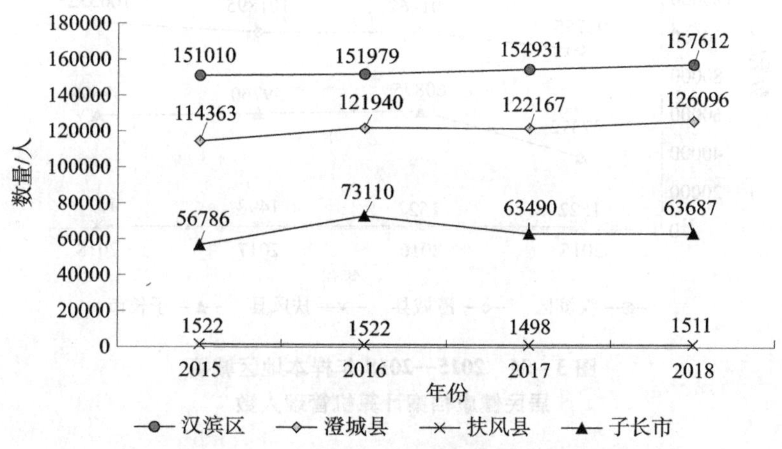

图 3－53　2015—2018 年样本地区城镇居民健康档案规范化累计建档人数

从趋势上看，汉滨区由 2015 年的 151010 人上升至 2018 年的 157612 人，年均增长率为 1.44%；澄城县由 2015 年的 114363 人上升至 2018 年的 126096 人，年均增长率为 3.31%；扶风县由 2015 年的 1522 人下降至 2018 年的 1511 人，年均增长率为－0.24%；子长市由 2015 年的 56786 人上升至 2018 年的 63687 人，年均增长率为 3.90%。子长市城镇居民健康档案规范化累计建档人数增长速度最快，扶风县出现了下降。

其中，对于城镇居民健康档案计算机管理人数，2018 年汉滨区为 144767 人，相对于 2015 年增长 4.84%；2018 年澄城县为 106532 人，相对于 2015 年增长 14.85%；2018 年扶风县为 1511 人，相对于 2015 年下降 0.72%；2018 年子长市为 58698 人，相对于 2015 年增长 57.3%。子长市城镇居民健康档案计算机管理人数得到大幅提升，如图 3－54 所示。

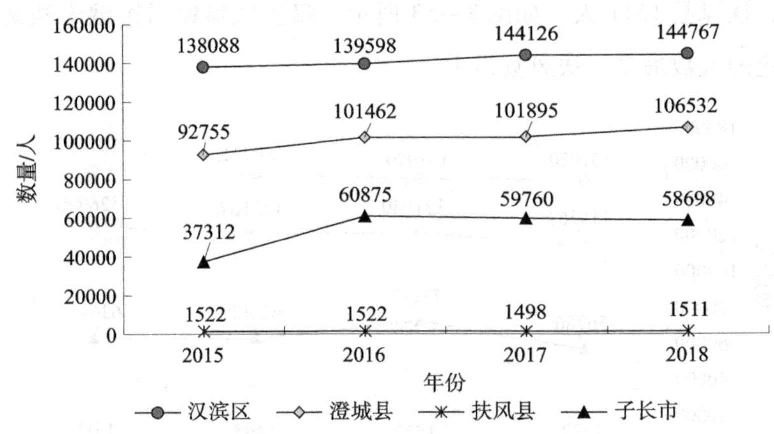

图 3－54　2015—2018 年样本地区城镇居民健康档案计算机管理人数

2. 农村居民健康档案建档情况

四个样本地区中，2018 年农村居民健康档案规范化累计建档人数排序依次为：澄城县 262509 人，汉滨区 130909 人，扶风县 53089 人，子长市 38089 人，如图 3－55 所示。澄城县农村居民健康档案规范化累计建档人数最多，子长市最少。

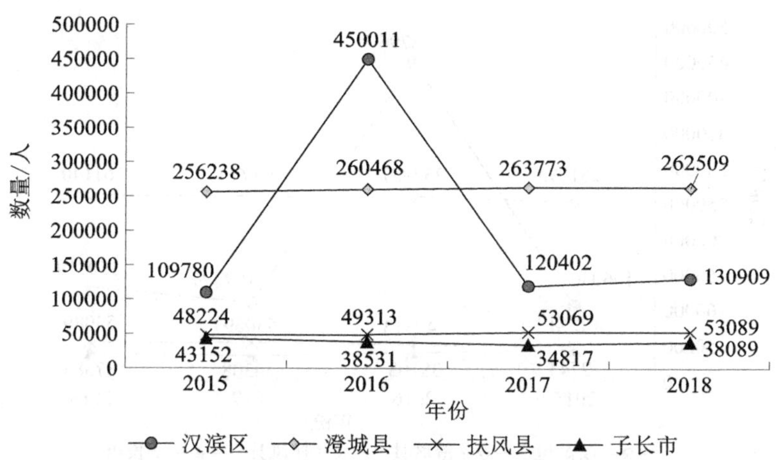

图 3－55　2015—2018 年样本地区农村居民健康档案规范化累计建档人数

从趋势上看，汉滨区由 2015 年的 109780 人上升至 2018 年的 130909 人，年均增长率为 6.04%；澄城县由 2015 年的 256238 人上升至 2018 年的 262509 人，年均增长率为 0.81%；扶风县由 2015 年的 48224 人上升至 2018 年的 53089 人，年均增长率为 3.26%；子长市由 2015 年的 43152 人下降至 2018 年的 38089 人，年均增长率为 -4.07%。汉滨区农村居民健康档案规范化累计建档人数增长速度最快，子长市出现了下降。

其中，对于农村居民健康档案计算机管理人数，2018 年汉滨区为 130319 人，相对于 2015 年增长 22.91%；2018 年澄城县为 261140 人，相对于 2015 年增长 4.00%；2018 年扶风县为 53089 人，相对于 2015 年增长 10.09%；2018 年子长市为 37385 人，相对于 2015 年减少 12.54%。汉滨区农村居民健康档案计算机管理人数得到大幅提升，子长市发生一定程度的倒退，如图 3－56 所示。

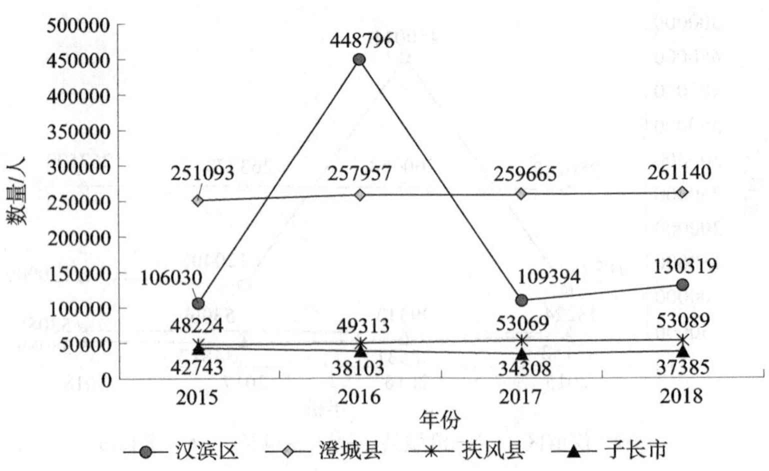

图 3-56　2015—2018 年样本地区农村居民健康档案计算机管理人数

3. 高血压管理现状

四个样本地区中，2018 年高血压患者总人数排序依次为：澄城县 29402 人，汉滨区 11892 人，子长市 10571 人，扶风县 8266 人，如图 3-57 所示。澄城县高血压患者总人数最多，扶风县最少。

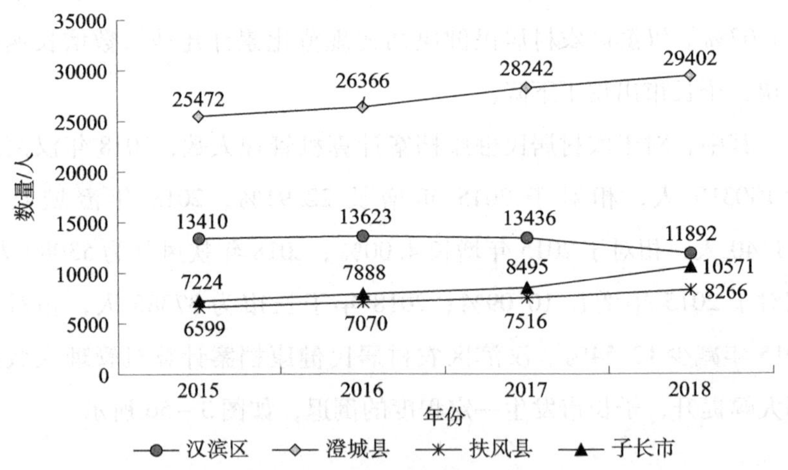

图 3-57　2015—2018 年样本地区高血压患者总人数

从趋势上看，汉滨区由2015年的13410人下降至2018年的11892人，年均增长率为-3.93%；澄城县由2015年的25472人上升至2018年的29402人，年均增长率为4.90%；扶风县由2015年的6599人上升至2018年的8266人，年均增长率为7.80%；子长市由2015年的7224人上升至2018年的10571人，年均增长率为13.53%。子长市高血压患者总人数增长速度最快，汉滨区出现了下降。

其中，对于按要求进行规范管理的高血压患者人数，2018年汉滨区为8930人，2015—2018年，年均增长率为3.63%；2018年澄城县为27797人，2015—2018年，年均增长率为5.02%；2018年扶风县为8113人，2015—2018年，年均增长率为8.28%；2018年子长市为9371人，2015—2018年，年均增长率为11.88%。子长市按要求进行规范管理的高血压患者人数增长最快，见表3-17。

表3-17　2015—2018年样本地区规范管理的与有效控制的高血压患者人数

项目	地区	2015年		2016年		2017年		2018年		年均增长率（%）
		人数	占比（%）	人数	占比（%）	人数	占比（%）	人数	占比（%）	
高血压患者人数	汉滨区	13410	—	13623	—	13436	—	11892	—	-3.93
	澄城县	25472	—	26366	—	28242	—	29402	—	4.90
	扶风县	6599	—	7070	—	7516	—	8266	—	7.80
	子长市	7224	—	7888	—	8495	—	10571	—	13.53
按要求进行规范管理的高血压患者人数	汉滨区	8025	59.84	8216	60.31	7959	59.24	8930	75.09	3.63
	澄城县	23998	94.21	25020	94.89	26190	92.73	27797	94.54	5.02
	扶风县	6390	96.83	6877	97.27	7262	96.62	8113	98.15	8.28
	子长市	6692	92.64	7142	90.54	7915	93.17	9371	88.65	11.88

续表

项目	地区	2015 年		2016 年		2017 年		2018 年		年均增长率（%）
		人数	占比（%）	人数	占比（%）	人数	占比（%）	人数	占比（%）	
高血压有效控制人数	汉滨区	4979	37.13	5515	40.48	5148	38.31	5532	46.52	3.57
	澄城县	24008	94.25	23944	90.81	24735	87.58	26769	91.04	3.70
	扶风县	5968	90.44	6374	90.16	6910	91.94	7473	90.41	7.78
	子长市	5221	72.27	5605	71.06	6306	74.23	7487	70.83	12.77

对于高血压有效控制人数，2018 年汉滨区为 5532 人，2015—2018 年的年均增长率为 3.57%；2018 年澄城县为 26769 人，2015—2018 年的年均增长率为 3.70%；2018 年扶风县为 7473 人，2015—2018 年的年均增长率为 7.78%；2018 年子长市为 7487 人，2015—2018 年的年均增长率为 12.77%。由此可知，子长市高血压有效控制人数增长最快，其次是扶风县。

4. 糖尿病管理现状

四个样本地区中，2018 年糖尿病患者总人数排序依次为：澄城县 7130 人，汉滨区 3516 人，子长市 2675 人，扶风县 1032 人，如图 3-58 所示。澄城县糖尿病患者总人数最多，扶风县最少。

从趋势上看，汉滨区由 2015 年的 4063 人下降至 2018 年的 3516 人，年均增长率为 -4.71%；澄城县由 2015 年的 5205 人上升至 2018 年的 7130 人，年均增长率为 11.06%；扶风县由 2015 年的 799 人上升至 2018 年的 1032 人，年均增长率为 8.90%；子长市由 2015 年的 1591 人上升至 2018 年的 2675 人，年均增长率为 18.91%。子长市糖尿病患者总人数增长速度最快，汉滨区出现了下降。

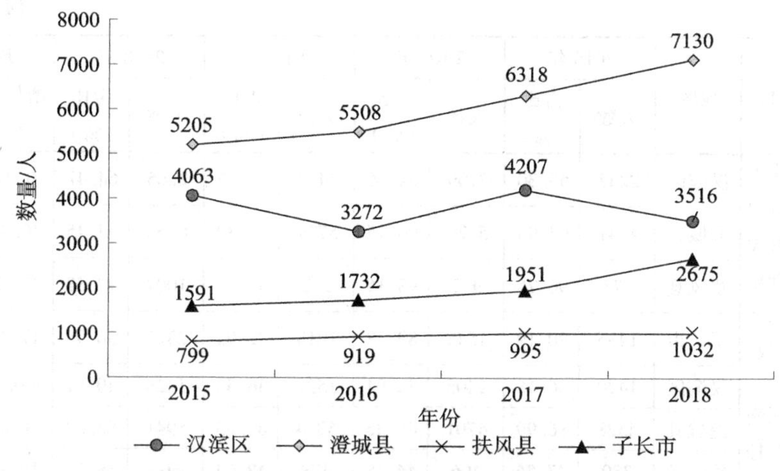

图3-58　2015—2018年样本地区糖尿病患者总人数

其中，对于按要求进行规范管理的糖尿病患者人数，2018年汉滨区为2265人，2015—2018年的年均增长率为0.27%；2018年澄城县为6663人，2015—2018年的年均增长率为10.48%；2018年扶风县为1007人，2015—2018年的年均增长率为9.22%；2018年子长市为2327人，2015—2018年的年均增长率为17.48%。由此可知，子长市按要求进行规范管理的糖尿病患者人数增长最快，见表3-18。

表3-18　2015—2018年样本地区规范管理的与有效控制的糖尿病患者人数

项目	地区	2015年		2016年		2017年		2018年		年均增长率（%）
		人数	占比（%）	人数	占比（%）	人数	占比（%）	人数	占比（%）	
糖尿病患者人数	汉滨区	4063	—	3272	—	4207	—	3516	—	-4.71
	澄城县	5205	—	5508	—	6318	—	7130	—	11.06
	扶风县	799	—	919	—	995	—	1032	—	8.90
	子长市	1591	—	1732	—	1951	—	2675	—	18.91

续表

项目	地区	2015年		2016年		2017年		2018年		年均增长率（%）
		人数	占比（%）	人数	占比（%）	人数	占比（%）	人数	占比（%）	
按要求进行规范管理的糖尿病患者人数	汉滨区	2247	55.30	2109	64.46	2422	57.57	2265	64.42	0.27
	澄城县	4941	94.93	5329	96.75	5774	91.39	6663	93.45	10.48
	扶风县	773	96.75	902	98.15	972	97.69	1007	97.58	9.22
	子长市	1435	90.19	1548	89.38	1813	92.93	2327	86.99	17.48
糖尿病有效控制人数	汉滨区	1470	36.18	1405	42.94	1537	36.53	1428	40.61	-0.96
	澄城县	4528	86.99	4701	85.35	5214	82.53	5941	83.32	9.48
	扶风县	380	47.56	406	44.18	478	48.04	606	58.72	16.83
	子长市	1094	68.76	1193	68.88	1543	79.09	1898	70.95	20.16

对于糖尿病有效控制人数，2018年汉滨区为1428人，2015—2018年的年均增长率为-0.96%；2018年澄城县为5941人，2015—2018年的年均增长率为9.48%；2018年扶风县为606人，2015—2018年的年均增长率为16.83%；2018年子长市为1898人，2015—2018年的年均增长率为20.16%。子长市糖尿病有效控制人数增长最快，其次是扶风县。

5. 15~49岁育龄妇女管理现状

四个样本地区中，2018年15~49岁育龄妇女总人数排序依次为：澄城县55256人，汉滨区25586人，扶风县11101人，子长市10837人，如图3-59所示。澄城县15~49岁育龄妇女总人数最多，子长市最少。

从趋势上看，汉滨区由2015年的23634人上升至2018年的25586人，年均增长率为2.68%；澄城县由2015年的54192人上升至2018年的55256人，年均增长率为0.65%；扶风县由2015年的

11456 人下降至 2018 年的 11101 人，年均增长率为 -1.04%；子长市由 2015 年的 11070 人下降至 2018 年的 10837 人，年均增长率为 -0.71%。汉滨区 15～49 岁育龄妇女总人数增长速度最快，扶风县与子长市皆出现了下降。

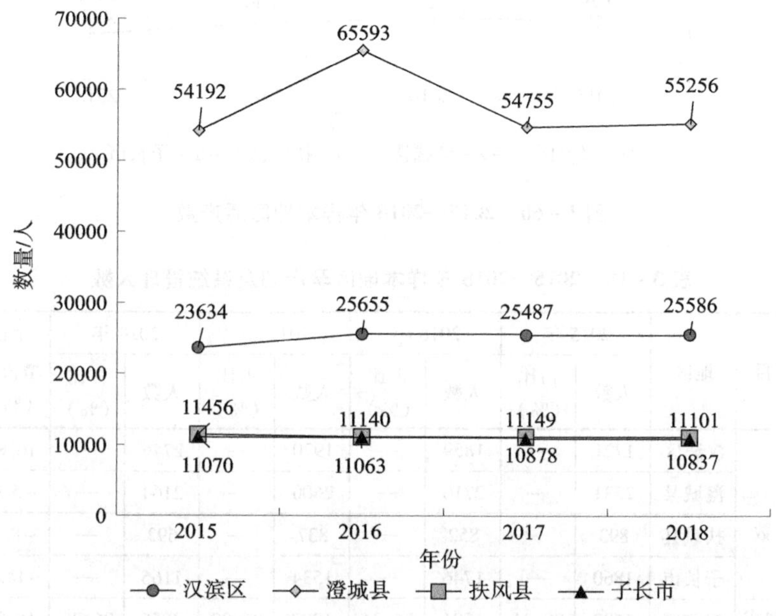

图 3-59 2015—2018 年样本地区 15～49 岁育龄妇女数

在活产数方面，2018 年汉滨区为 2759 人，相对于 2015 年增长 60.31%；2018 年澄城县为 2012 人，相对于 2015 年下降 15.07%；2018 年扶风县为 494 人，相对于 2015 年下降 21.46%；2018 年子长市为 1061 人，相对于 2015 年下降 35.74%。汉滨区活产数增长最快，如图 3-60 所示。

四个样本地区中，2018 年孕产妇总人数排序依次为：汉滨区 2745 人，澄城县 2164 人，子长市 1166 人，扶风县 692 人，见表 3-19。汉滨区孕产妇总人数最多，扶风县最少。

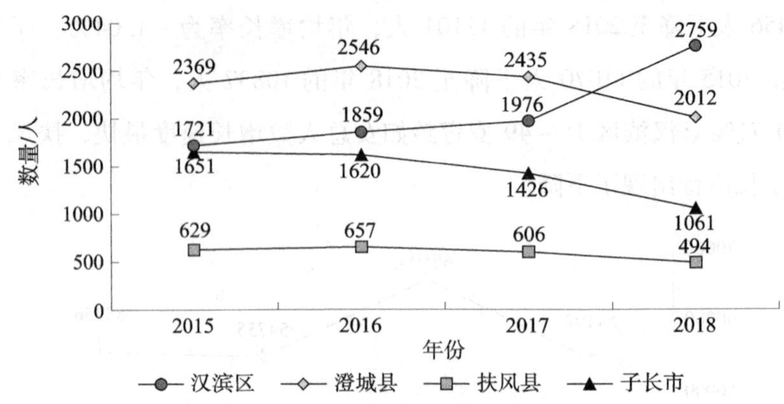

图 3-60　2015—2018 年样本地区活产数

表 3-19　2015—2018 年样本地区孕产妇及系统管理人数

项目	地区	2015 年		2016 年		2017 年		2018 年		年均增长率（%）
		人数	占比（%）	人数	占比（%）	人数	占比（%）	人数	占比（%）	
孕产妇人数	汉滨区	1721	—	1859	—	1970	—	2745	—	16.84
	澄城县	2531	—	2716	—	2600	—	2164	—	-5.09
	扶风县	893	—	852	—	837	—	692	—	-8.15
	子长市	1860	—	1746	—	1534	—	1166	—	-14.42
按要求进行孕产妇系统管理的人数	汉滨区	1692	98.31	1791	96.34	1907	96.80	2656	96.76	16.22
	澄城县	2447	96.68	2611	96.13	2486	95.62	2073	95.79	-5.38
	扶风县	893	100.00	852	100.00	837	100.00	692	100.00	-8.15
	子长市	1720	92.47	1561	89.40	1425	92.89	1051	90.14	-15.14

其中，对于按要求进行孕产妇系统管理人数，2018 年汉滨区为 2656 人，2015—2018 年的年均增长率为 16.22%；2018 年澄城县为 2073 人，2015—2018 年的年均增长率为 -5.38%；2018 年扶风县为 692 人，2015—2018 年的年均增长率为 -8.15%；2018 年子长市为 1051 人，2015—2018 年的年均增长率为 -15.14%。汉滨区孕产妇系统管理人数出现增长，澄城县、扶风县、子长市均出现不同程度的下降。

6. 重性精神疾病患者管理现状

四个样本地区中，2018 年重性精神疾病患者总人数排序依次为：澄城县 1217 人，子长市 696 人，扶风县 495 人，汉滨区 421 人，如图 3－61 所示。汉滨区重性精神疾病患者总人数最多，澄城县最少。

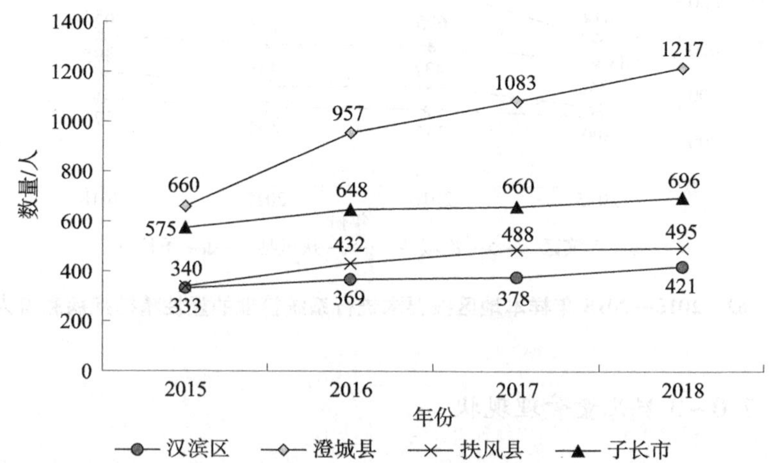

图 3－61　2015—2018 年样本地区重性精神疾病患者总数

从趋势上看，汉滨区由 2015 年的 333 人上升至 2018 年的 421 人，年均增长率为 8. 13%；澄城县由 2015 年的 660 人上升至 2018 年的 1217 人，年均增长率为 22. 63%；扶风县由 2015 年的 340 人上升至 2018 年的 495 人，年均增长率为 13. 34%；子长市由 2015 年的 575 人上升至 2018 年的 696 人，年均增长率为 6. 57%。澄城县重性精神疾病患者总人数增长速度最快。

其中，对于按要求进行系统管理的重性精神疾病患者人数，2018 年汉滨区为 376 人，相对于 2015 年增长 25. 33%；2018 年澄城县为 1186 人，相对于 2015 年增长 85. 89%；2018 年扶风县为 495 人，相对于 2015 年增长 45. 59%；2018 年子长市为 653 人，相对于

2015 年增长 20.26%。澄城县按要求进行系统管理的重性精神疾病患者人数得到大幅提升，如图 3-62 所示。

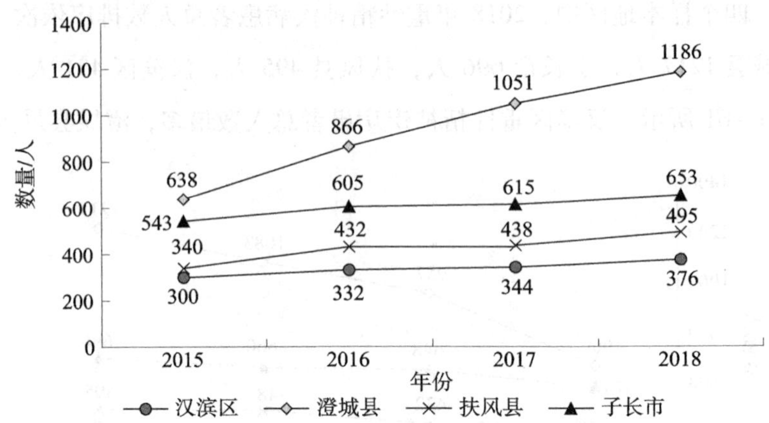

图 3-62 2015—2018 年样本地区按要求进行系统管理的重性精神疾病患者人数

7. 0～3 岁儿童管理现状

四个样本地区中，2018 年 0～3 岁儿童总人数排序依次为：汉滨区 1101 人，扶风县 778 人，澄城县 575 人，子长市 401 人，见表 3-20。从趋势上看，汉滨区由 2015 年的 943 人上升至 2018 年的 1101 人，年均增长率为 5.30%；澄城县由 2015 年的 523 人上升至 2018 年的 575 人，年均增长率为 3.21%；扶风县由 2015 年的 977 人下降至 2018 年的 778 人，年均增长率为 -7.31%；子长市由 2015 年的 455 人下降至 2018 年的 401 人，年均增长率为 -4.12%。汉滨区 0～3 岁儿童总人数增长速度最快。

其中，对于按要求进行系统管理的 0～3 岁儿童人数，2018 年汉滨区为 1090 人，年均增长率为 6.47%；2018 年澄城县为 559 人，年均增长率为 3.04%；2018 年扶风县为 778 人，年均增长率为 -7.31%；2018 年子长市为 401 人，年均增长率为 -4.12%。汉滨区、澄城县按要求进行系统管理的0~3岁儿童数量提升，扶风县、子长市按要求进行系统管理的0~3岁儿童数量下降。

表3-20 2015—2018年样本地区0~3岁儿童管理现状

项目	地区	2015年		2016年		2017年		2018年		年均增长率（%）
		人数	占比（%）	人数	占比（%）	人数	占比（%）	人数	占比（%）	
0~3岁儿童数	汉滨区	943	—	922	—	951	—	1101	—	5.30
	澄城县	523	—	582	—	561	—	575	—	3.21
	扶风县	977	—	893	—	909	—	778	—	-7.31
	子长市	455	—	405	—	448	—	401	—	-4.12
按要求进行系统管理的0~3岁儿童数	汉滨区	903	95.77	888	96.32	913	96.00	1090	99.00	6.47
	澄城县	511	97.71	558	95.88	546	97.33	559	97.22	3.04
	扶风县	977	100	893	100	909	100	778	100	-7.31
	子长市	455	100	405	100	441	98.43	401	100	-4.12

8.0~6岁儿童管理现状

四个样本地区中，2018年0~6岁儿童总人数分别为：汉滨区1965人，澄城县1214人，扶风县1616人，子长市959人，见表3-21。从趋势上看，汉滨区由2015年的1765人上升至2018年的1965人，年均增长率为3.64%；澄城县由2015年的1170人上升至2018年的1214人，年均增长率为1.24%；扶风县由2015年的1901人下降至2018年的1616人，年均增长率为-5.27%；子长市由2015年的1030人下降至2018年的959人，年均增长率为-2.35%。汉滨区0~6岁儿童总人数增长速度最快。

其中，对于按要求进行系统管理的0~6岁儿童人数，2018年汉滨区为1875人，年均增长率为3.77%；2018年澄城县1174人，年均增长率为1.07%；2018年扶风县为1238人，年均增长率为－3.44%；2018年子长市为958人，年均增长率为－2.35%。汉滨区、澄城县按要求进行系统管理的0～6岁儿童数量提升，扶风县、子长市按要求进行系统管理的0～6岁儿童数量下降。

表3－21　2015—2018年样本地区0～6岁儿童管理现状

项目	地区	2015年		2016年		2017年		2018年		年均增长率（%）
		人数	占比（%）	人数	占比（%）	人数	占比（%）	人数	占比（%）	
0～6岁儿童数	汉滨区	1765	—	1804	—	1823	—	1965	—	3.64
	澄城县	1170	—	1206	—	1219	—	1214	—	1.24
	扶风县	1901	—	1877	—	1744	—	1616	—	－5.27
	子长市	1030	—	996	—	1008	—	959	—	－2.35
按要求进行系统管理的0～6岁儿童数	汉滨区	1678	95.06	1725	95.62	1750	96.00	1875	95.42	3.77
	澄城县	1137	97.18	1176	97.51	1187	97.37	1174	96.71	1.07
	扶风县	1375	72.33	1398	74.48	1323	75.86	1238	76.61	－3.44
	子长市	1029	99.90	995	99.90	1006	99.80	958	99.90	－2.35
按规范接受15种疫苗免疫接种的儿童数	汉滨区	1678	95.07	1725	95.62	1750	96.00	1875	95.42	3.77
	澄城县	752	64.27	782	64.84	743	60.95	770	63.43	0.79
	扶风县	1602	84.27	1450	77.25	670	38.42	871	53.89	－18.38
	子长市	451	43.79	370	37.15	222	22.02	212	22.09	－22.25

其中，按规范接受15种疫苗免疫接种的儿童数，2018年汉滨区为1875人，年均增长率为3.77%；2018年澄城县770人，年均增长率为0.79%；2018年扶风县为871人，年均增长率为－18.38%；2018年子长市为212人，年均增长率为－22.25%。汉滨区按规范接受15种疫苗免疫接种的儿童数量提升；澄城县基本持平；扶风县、子长市显著下降。

9. 补种乙肝疫苗人员情况

当年应补种乙肝疫苗的15岁以下人数，从趋势上看，汉滨区由2015年的393人下降至2018年的390人，年均增长率为-0.26%；澄城县数据缺失；扶风县由2015年的73人下降至2018年的66人，年均增长率为-3.30%；子长市由2015年的263人下降至2018年的37人，年均增长率为-47.99%。子长市当年应补种乙肝疫苗的15岁以下人数显著下降。

其中，实际补种乙肝疫苗的人数，2018年汉滨区为116人，年均增长率为28.24%；澄城县数据缺失；2018年扶风县为66人，年均增长率为-3.30%；2018年子长市为37人，年均增长率为-47.03%。汉滨区实际补种乙肝疫苗的人数显著提升；子长市实际补种乙肝疫苗的人数显著下降，见表3-22。

表3-22　2015—2018年样本地区补种乙肝疫苗人员情况

项目	地区	2015年		2016年		2017年		2018年		年均增长率（%）
		人数	占比（%）	人数	占比（%）	人数	占比（%）	人数	占比（%）	
当年应补种乙肝疫苗的15岁以下人数	汉滨区	393	—	375	—	378	—	390	—	-0.26
	澄城县	—	—	—	—	—	—	—	—	—
	扶风县	73	—	79	—	55	—	66	—	-3.30
	子长市	263	—	170	—	37	—	37	—	-47.99
实际补种乙肝疫苗的人数	汉滨区	55	13.99	57	15.16	75	19.84	116	29.74	28.24
	澄城县	—	—	—	—	—	—	—	—	—
	扶风县	73	100	79	100	55	100	66	100	-3.30
	子长市	249	94.68	162	95.29	37	100	37	100	-47.03

10. 60 岁及以上老年人管理情况

60 岁及以上老年人人数，从趋势上看，汉滨区由 2015 年的 2602 人上升至 2018 年的 2841 人，年均增长率为 2.97%；澄城县由 2015 年的 2528 人上升至 2018 年的 2840 人，年均增长率为 3.96%；扶风县由 2015 年的 3615 人上升至 2018 年的 3815 人，年均增长率为 1.81%；子长市由 2015 年的 670 人上升至 2018 年的 694 人，年均增长率为 1.18%。澄城县 60 岁及以上老年人人数增长速度最快。

其中，60 岁及以上老年人健康管理人数，2018 年汉滨区为 1964 人，年均增长率为 3.26%；2018 年澄城县 1812 人，年均增长率为 2.15%；2018 年扶风县为 3775 人，年均增长率为 1.45%；2018 年子长市为 661 人，年均增长率为 0.66%。汉滨区 60 岁及以上老年人健康管理人数增长速度最快，见表 3－23。

表 3－23　2015—2018 年样本地区 60 岁及以上老年人管理情况

项目	地区	2015 年		2016 年		2017 年		2018 年		年均增长率（%）
		人数	占比（%）	人数	占比（%）	人数	占比（%）	人数	占比（%）	
60 岁及以上老年人人数	汉滨区	2602	—	2704	—	2700	—	2841	—	2.97
	澄城县	2528	—	2624	—	2833	—	2840	—	3.96
	扶风县	3615	—	3179	—	2968	—	3815	—	1.81
	子长市	670	—	619	—	605	—	694	—	1.18
60 岁及以上老年人健康管理人数	汉滨区	1784	68.57	1854	68.57	1854	68.67	1964	69.13	3.26
	澄城县	1700	67.25	1752	66.77	1835	64.77	1812	63.80	2.15
	扶风县	3615	100	3175	99.87	2955	99.56	3775	98.95	1.45
	子长市	648	96.71	578	93.39	605	100	661	95.24	0.66

11. 65 岁及以上老年人管理情况

65 岁及以上老年人人数，从趋势上看，汉滨区由 2015 年的 1945 人上升至 2018 年的 2715 人，年均增长率为 11.76%；澄城县由 2015 年的 2014 人上升至 2018 年的 2579 人，年均增长率为 8.60%；扶风县由 2015 年的 5966 人下降至 2018 年的 3094 人，年均增长率为 -19.66%；子长市由 2015 年的 752 人上升至 2018 年的 1042 人，年均增长率为 11.49%。扶风县 65 岁及以上老年人人数下降显著。

其中，65 岁及以上老年人健康管理人数，2018 年汉滨区为 2296 人，年均增长率为 13.77%；2018 年澄城县 2140 人，年均增长率为 6.00%；2018 年扶风县为 2751 人，年均增长率为 3.50%；2018 年子长市为 1031 人，年均增长率为 11.89%。汉滨区 65 岁及以上老年人健康管理人数增长速度最快，见表 3-24。

表 3-24　2015—2018 年 65 岁及以上老年人管理情况

<table>
<tr><th rowspan="2">项目</th><th rowspan="2">地区</th><th colspan="2">2015 年</th><th colspan="2">2016 年</th><th colspan="2">2017 年</th><th colspan="2">2018 年</th><th rowspan="2">年均增长率（%）</th></tr>
<tr><th>人数</th><th>占比（%）</th><th>人数</th><th>占比（%）</th><th>人数</th><th>占比（%）</th><th>人数</th><th>占比（%）</th></tr>
<tr><td rowspan="4">65 岁及以上老年人人数</td><td>汉滨区</td><td>1945</td><td>—</td><td>2541</td><td>—</td><td>2029</td><td>—</td><td>2715</td><td>—</td><td>11.76</td></tr>
<tr><td>澄城县</td><td>2014</td><td>—</td><td>2163</td><td>—</td><td>2349</td><td>—</td><td>2579</td><td>—</td><td>8.60</td></tr>
<tr><td>扶风县</td><td>5966</td><td>—</td><td>1938</td><td>—</td><td>1979</td><td>—</td><td>3094</td><td>—</td><td>-19.66</td></tr>
<tr><td>子长市</td><td>752</td><td>—</td><td>869</td><td>—</td><td>816</td><td>—</td><td>1042</td><td>—</td><td>11.49</td></tr>
<tr><td rowspan="4">65 岁及以上老年人健康管理人数</td><td>汉滨区</td><td>1559</td><td>80.15</td><td>2093</td><td>82.37</td><td>1608</td><td>79.25</td><td>2296</td><td>84.57</td><td>13.77</td></tr>
<tr><td>澄城县</td><td>1797</td><td>89.23</td><td>1923</td><td>88.90</td><td>1954</td><td>83.18</td><td>2140</td><td>82.98</td><td>6.00</td></tr>
<tr><td>扶风县</td><td>2481</td><td>41.59</td><td>1606</td><td>82.87</td><td>1641</td><td>82.92</td><td>2751</td><td>88.91</td><td>3.50</td></tr>
<tr><td>子长市</td><td>736</td><td>97.87</td><td>843</td><td>97.00</td><td>797</td><td>97.67</td><td>1031</td><td>98.94</td><td>11.89</td></tr>
</table>

三、典型案例

1. 建设背景

澄城县，隶属于陕西省渭南市，位于陕西关中盆地东部。下辖 1 个街道，9 个镇。截至 2017 年末，澄城县常住人口 39.3224 万人，实现地区生产总值 85.69 亿元。

2. 特色学科建设

澄城县城关镇卫生院是一所以肛肠专科为特色学科的卫生院，2018 年机构总收入为 1539 万元。澄城县寺前中心卫生院是以内科为特色学科的卫生院，2018 年机构总收入为 1090 万元。其他乡镇卫生院收入基本在 500 万元以下，两家卫生院收入位居澄城县样本卫生院的第一位和第三位。根据访谈资料，两家卫生院特色学科的发展与学科带头人有紧密联系。以寺前中心卫生院为例，访谈中卫生院院长表示，内科特色学科带头人为前任院长，前任院长的能力甚至达到了县医院学科带头人水平。因此，大量患者是为前任院长内科特色专科而来。

3. 经验推广

特色学科建设与学科带头人有着紧密联系，各个卫生院需要充分考虑各单位的基础设施建设、医疗设备装备、医疗人员配备等因素，确定学科特色，培养学科带头人，建议培养的学科带头人同时作为卫生院院长。其他已经有优势学科和学科带头人的卫生院，需要重点培养和选拔继承人。

四、研究发现

1. 基本医疗服务能力有所提升

各级医疗机构门急诊人数、出入院人数、住院床日数等指标均有所上升。

2. 中医门诊服务人数增幅较大

从乡镇卫生院角度来看，门急诊总人次数中，中医门诊服务人次数有 28.83% 的增幅。这与国家大力在基层发展中医有密切关系。

3. 上下转诊人数较少

2015—2018 年，乡镇卫生院平均上转病人人次数几乎无变化，下转病人人次数基本维持在十人以下，未形成成熟的双向转诊机制。

4. 信息化水平有待提高

目前城镇居民健康档案计算机管理人数、农村居民健康档案计算机管理人数占总管理人数比重较高，但与全人群信息化管理的目标有一定差距，信息化水平有待进一步提高。

5. 慢性病人群规范管理人数与控制人数有待进一步提高

样本地区按要求进行规范管理的高血压与糖尿病患者人数、有效控制人数占比较低，需要进一步提高。

6. 重点人群健康管理需要重视

2015—2018 年样本地区妇女、儿童按照要求进行健康管理的比重较高，老年人按要求进行健康管理比重有待提高。

第三节　样本地区基层医疗卫生机构医务人员工作满意度现状分析

一、数据来源

本书选取陕西省延安市子长市、渭南市澄城县、宝鸡市扶风县以及安康市汉滨区为样本地区，对样本地区基层医疗卫生机构医务人员开展问卷调查及访谈。抽样结果显示，样本的性别、人员类别、年龄、职称分布合理。在被抽样的医护人员中，女性占比较高；医生和护士数量基本一致；年龄主要集中在30~50岁；拥有初级职称和中级职称者占比较高；学历以本科、硕士为主，主要分布于内科、外科、全科等科室；县区医院与基层医院医务人员数量基本持平；正式在编人员占比较高。样本人口社会学特征见表3-25。

表3-25　样本人口社会学特征

分组	人数（人）	百分比（%）
性别		
男	229	30.3
女	527	69.7
人员类别		
医生	411	51.4
护士	388	48.6
年龄		
小于30岁	237	31.1
30~40岁（不含）	301	39.6

续表

分组	人数（人）	百分比（%）
40~50岁（不含）	175	23.0
50岁及以上	48	6.3
职称		
未定级	73	9.5
初级	448	58.3
中级	198	25.7
高级	50	6.5
最高学历		
大专及以下	63	8.2
本科	285	37.1
硕士研究生	415	54.0
博士研究生	6	0.8
科室		
内科	157	20.8
外科	77	10.2
全科诊室	138	18.3
儿科	42	5.6
妇科	52	6.9
中医科	26	3.4
公卫科	22	2.9
其他科室	240	31.9
医疗机构类型		
县区医院	369	46.2
基层医院	430	53.8
聘用形式		
正式在编	506	67.8
编外聘用	240	32.2

二、能力提升现状

1. 业务培训

调查结果显示，基层医生 2018 年平均培训次数为 8.31 次，2018 年累计培训天数为 24.56 天；基层护士 2018 年平均培训次数为 11.57 次，2018 年累计培训天数为 12.37 天。基层医生培训次数较少，时间较长，以中长期培训为主；基层护士培训次数较多，时间较短，以短期培训为主。

县乡对比来看，县区医务人员参加业务培训次数和时长均明显高于乡镇（社区）医务人员，见表 3－26。

表 3－26　基层医务人员参加业务培训状况

项目	医生			护士		
	县区	乡镇（社区）	总体	县区	乡镇（社区）	总体
2018 年平均培训次数（次）	11.36	5.70	8.31	17.99	4.86	11.57
2018 年累计培训天数（天）	33.86	16.90	24.56	12.88	11.85	12.37

问卷调查中，“过去一年，本院提供的培训机会能够满足我的需求”题项的分析结果显示，37.10% 的县区医生以及 23.20% 的乡镇（社区）医生认为培训机会能够满足需求；41.82% 的县区护士以及 30.00% 的乡镇（社区）护士认为培训机会能够满足需求。分析结果表明，相比于县区医务人员，乡镇（社区）医务人员参与业务培训的需求未能得到有效满足，如图 3－63 所示。

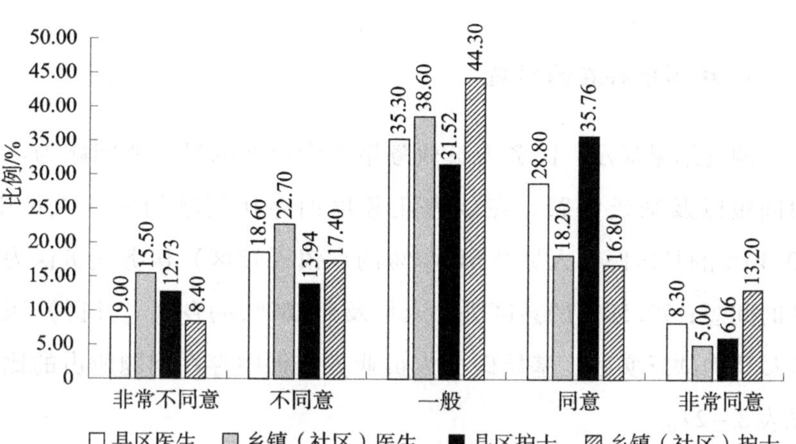

图 3-63　培训机会与需求匹配程度

2. 业务培训效果

问卷调查中，“参加培训的效果”题项的分析结果显示，仅有9.00%的县区医生以及10.70%的乡镇（社区）医生认为培训效果差；仅有3.30%的县区护士以及6.40%的乡镇（社区）护士认为培训效果差。分析结果表明，针对基层医务人员的业务培训效果较好，如图3-64所示。

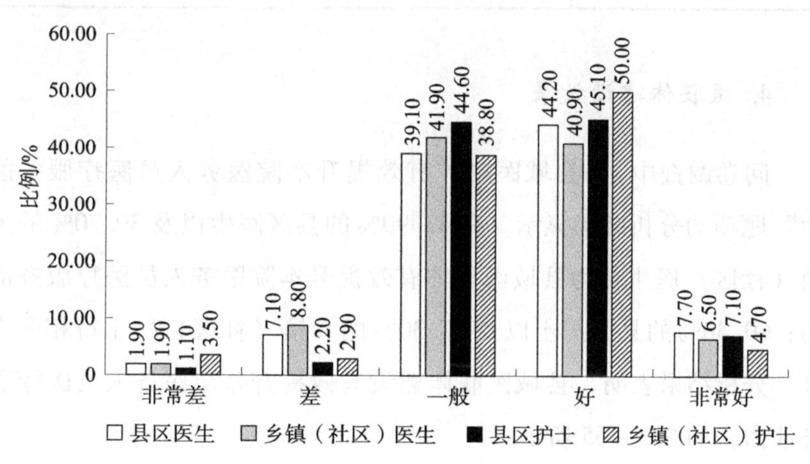

图 3-64　业务培训效果

3. 培训中存在的问题

调查结果显示，医务人员业务培训中存在的最主要问题为培训时间短以及缺乏实践。在认为业务培训存在问题的医务人员中，60.40%的县区医务人员及61.40%的乡镇（社区）医务人员认为培训时间短；72.50%的县区医务人员及57.80%的乡镇（社区）医务人员认为缺乏实践。基层医务人员业务培训中存在问题所占的比例见表3－27。

表3－27　基层医务人员业务培训中存在问题所占的比例

培训中存在的问题	县区医务人员占比/%	乡镇（社区）医务人员占比/%
培训时间短	60.40	61.40
缺乏实践	72.50	57.80
重视不够	30.70	20.60
课程内容多	52.10	22.80
重点不突出	38.40	14.60
形式化	41.10	15.70
学非所用	37.10	12.30
速度太快	47.00	32.70

4. 医联体建设效果

问卷调查中，“县域医联体有效提升本院医务人员医疗服务能力”题项的分析结果显示，有47.90%的县区医生以及39.70%的乡镇（社区）医生认为县域医联体有效提升本院医务人员医疗服务能力；60.30%的县区护士以及47.30%的乡镇（社区）护士持相同态度。分析结果表明，县域医联体建设有效提升基层医务人员医疗服务能力，如图3－65所示。

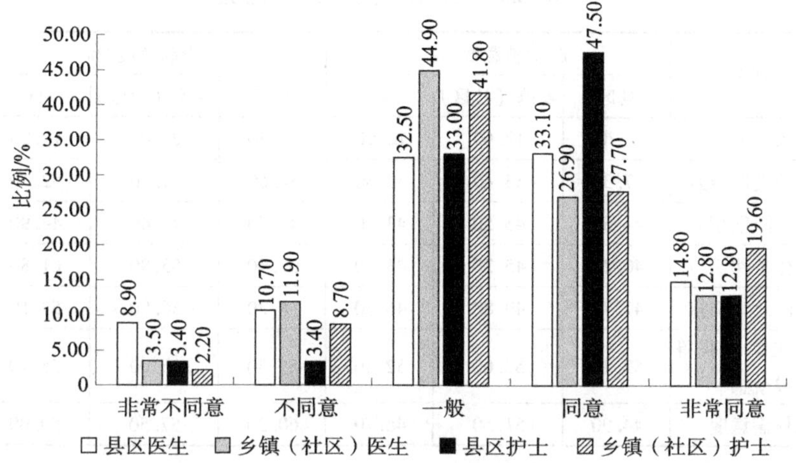

图3－65 医联体建设效果

三、工作满意度

（一）工作满意度水平

调查结果显示，基层医生对工作的总体满意度为48.70%；基层护士对工作的总体满意度为59.00%。其中，基层医生满意度最高的指标为从工作中获得的成就感；基层护士满意度最高的指标为工作条件；双方最不满意的指标均为收入水平。分析结果表明，基层医务人员对于收入水平的满意度远低于其他指标，收入水平较低是影响基层医务人员工作满意度最关键的因素之一。

县乡对比来看，县区医务人员工作满意度明显低于乡镇（社区）医务人员，见表3－28。

表 3-28　基层医务人员工作满意度

项目	医生满意度/%			护士满意度/%		
	县区	乡镇（社区）	总体	县区	乡镇（社区）	总体
收入水平	8.70	12.60	10.90	17.50	21.00	19.20
充分发挥能力	47.30	53.40	50.80	54.60	49.50	52.10
职位晋升的机会	44.50	43.50	43.90	47.50	42.40	44.90
工作条件	40.30	45.20	43.00	67.90	55.90	61.80
医院政策实施	42.70	49.80	46.80	58.20	56.00	57.10
从工作中获得的成就感	52.20	52.00	52.10	55.50	55.90	55.70
总体满意度	44.90	51.50	48.70	60.30	57.50	59.00

（二）工作满意度影响因素

1. 收入水平

数据分析结果显示，基层医生 2018 年平均收入为 6.05 万元，平均期望收入为 8.97 万元；基层护士 2018 年平均收入为 4.69 万元，平均期望收入为 7.04 万元。基层医务人员收入水平与期望收入水平差距较大，其中以县区医生最为显著，见表 3-29。

表 3-29　基层医务人员 2018 年平均收入及平均期望收入

项目	医生			护士		
	县区	乡镇（社区）	总体	县区	乡镇（社区）	总体
2018 年平均收入（万元）	6.47	4.60	6.05	4.77	4.33	4.69
平均期望收入（万元）	11.31	7.23	8.97	7.61	6.53	7.04
差值（万元）	4.84	2.63	2.92	2.84	2.20	2.35
占现收入比例（%）	74.81	57.17	48.26	59.54	50.81	50.11

2. 福利待遇

数据分析结果显示，绝大部分基层医务人员享有养老及医疗保障，部分基层医务人员享有工伤保险、失业保险、生育保险、住房补贴等保障。县区医务人员保障水平优于乡镇（社区），见表3－30。

表3－30　基层医务人员各项保障享有比例

项目	医生的各项保障享有比例/%			护士的各项保障享有比例/%		
	县区	乡镇（社区）	总体	县区	乡镇（社区）	总体
养老保险	87.70	89.10	88.50	75.90	75.00	75.40
城镇职工医保	96.90	85.00	90.10	75.60	72.70	74.00
工伤保险	54.60	65.40	61.50	41.40	44.20	43.30
失业保险	28.80	46.20	40.40	25.30	32.50	30.20
生育保险	49.20	51.20	50.50	42.10	44.40	43.60
住房补贴	62.20	56.10	58.40	58.30	53.10	55.30
交通补贴	1.10	7.80	5.70	1.60	5.10	4.10
子女教育优惠	3.40	2.60	2.90	0	2.60	1.80
无保障	8.30	10.80	10.00	16.00	18.00	17.50

3. 工作压力

（1）工作时间

调查结果显示，基层医生平均每周工作天数为6.12天，平均每天工作时间为9.77小时，平均每个月上夜班次数为8.03次，基层医生平均每周休息时间不足一天，每天工作时间较长，工作强度较大。基层护士平均每周工作天数为5.68天，平均每天工作时间为8.71小时，平均每个月上夜班次数为7.10次，工作强度小于基层医生。

县乡对比来看，县区医生工作强度明显高于乡镇（社区）医生，县区护士与乡镇（社区）护士之间工作时间差异不大，见表3－31。

表3-31 基层医务人员工作时间

项目	医生			护士		
	县区	乡镇（社区）	总体	县区	乡镇（社区）	总体
平均每周工作天数（天）	6.48	5.85	6.12	5.79	5.57	5.68
平均每天工作时长（小时）	9.99	9.61	9.77	8.16	9.28	8.71
平均每个月上夜班次数（次）	8.00	8.06	8.03	7.04	7.16	7.10

（2）工作负荷主观感受

问卷调查中，“我感觉我目前的工作负荷过重”题项的分析结果显示，69.50%的县区医生以及46.00%的乡镇（社区）医生认为其目前的工作负荷过重；39.00%的县区护士以及27.40%的乡镇（社区）护士认为其目前的工作负荷过重。分析结果表明，县区医务人员的工作负荷较重，其负担明显高于乡镇（社区）医务人员，如图3-66所示。

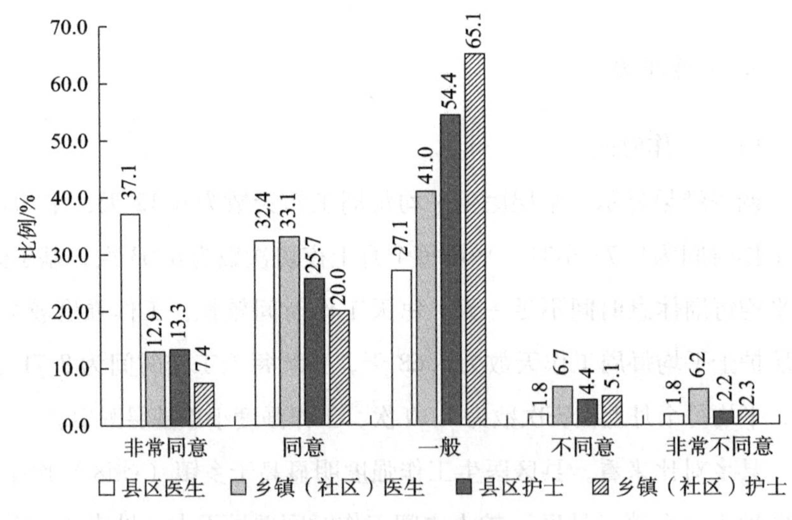

图3-66 县区医务人员工作负荷

问卷调查中，“我感觉我能够很好地兼顾我的工作和家庭”题项的分析结果显示，仅有11.00%的县区医生以及21.70%的乡镇（社区）医生认为其能够很好地兼顾工作和家庭；21.50%的县区护士以及33.50%的乡镇（社区）护士认为其能够很好地兼顾工作和家庭。分析结果表明，工作对基层医生个人生活影响显著，部分基层医生难以兼顾其工作和家庭，如图3－67所示。

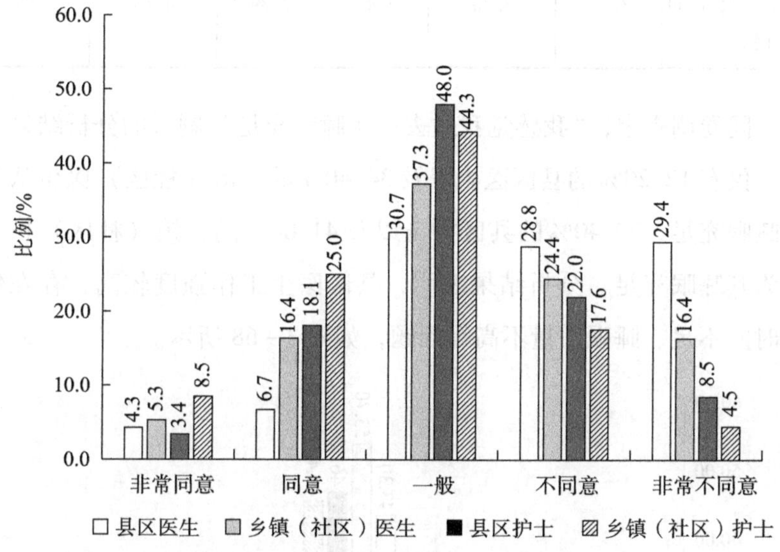

图3－67　工作对基层医生生活的影响

4. 健康状况

(1) 睡眠及锻炼状况

调查结果显示，基层医生平均每天的睡眠时间为6.73小时，平均每周主动锻炼身体时间为3.45小时；基层护士平均每天的睡眠时间为7.02小时，平均每周主动锻炼身体时间为3.55小时。

县乡对比来看，乡镇（社区）医生睡眠及身体锻炼时长高于县区医生，乡镇（社区）护士低于县区护士，见表3－32。

表3-32 基层医务人员睡眠及锻炼情况

	医生			护士		
	县区	乡镇（社区）	总体	县区	乡镇（社区）	总体
平均每天的睡眠时间（小时）	6.52	6.88	6.73	6.92	7.12	7.02
平均每周主动锻炼身体时间（小时）	3.11	3.70	3.45	2.89	4.16	3.55

问卷调查中，“我感觉我过去一年睡眠充足”题项的分析结果显示，仅有12.20%的县区医生以及34.40%的乡镇（社区）医生认为其睡眠充足；29.40%的县区护士以及41.00%的乡镇（社区）护士认为其睡眠充足。分析结果表明，县区医生工作强度较高，存在休息时间不足、睡眠质量不高等问题，如图3-68所示。

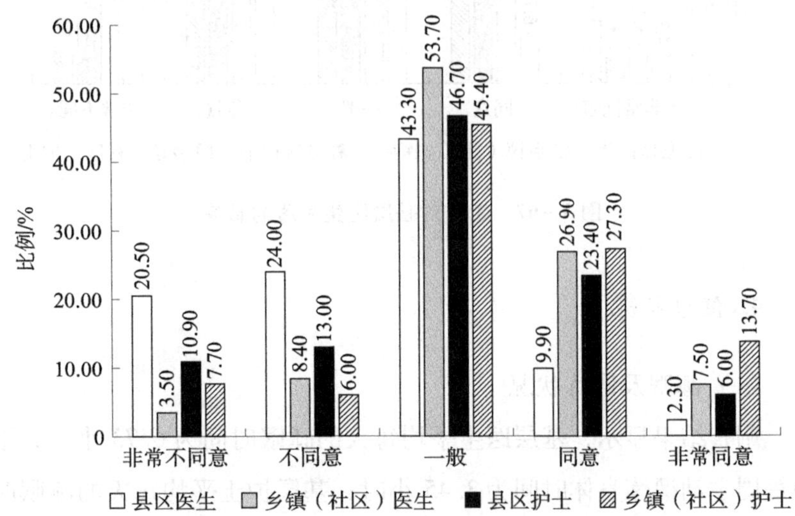

图3-68 基层医务人员睡眠及锻炼情况

（2）身心健康状况

问卷调查中，“过去一年我的身体健康状况”题项的分析结果显示，仅有19.20%的县区医生以及44.40%的乡镇（社区）医生认为其身体健康；36.60%的县区护士以及44.60%的乡镇（社区）护士认为其身体健康。分析结果表明，县区医生身体健康状况较差，与其工作负荷、休息情况密切相关，相比于乡镇（社区）医务人员，县区医务人员身体健康状况较差，如图3－69所示。

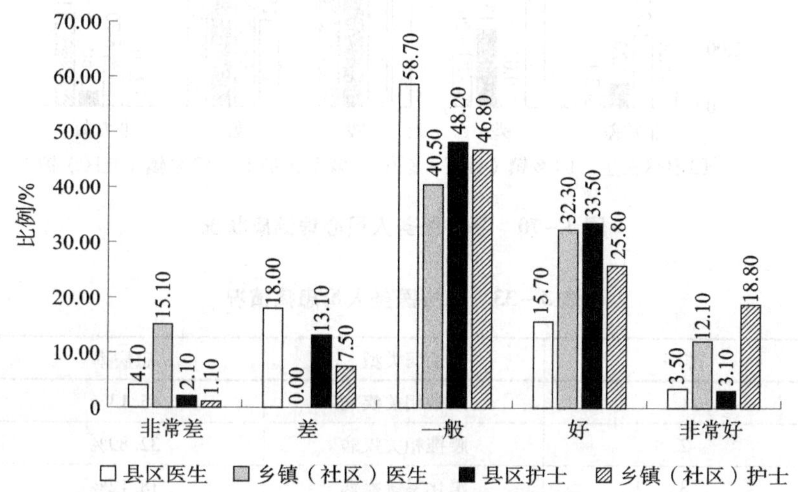

图3－69　基层医务人员身体健康状况

问卷调查中，“过去一年我的心理健康状况”题项的分析结果显示，仅有17.50%的县区医生以及44.10%的乡镇（社区）医生认为其心理健康；34.00%的县区护士以及45.40%的乡镇（社区）护士认为其心理健康。分析结果表明，与身体健康状况类似，县区医生心理健康状况较差，相比于乡镇（社区）医务人员，县区医务人员心理健康状况较差，如图3－70所示。

（3）患病情况

数据分析结果显示，56%的基层医务人员患有各类慢性病，其中以颈椎相关疾病和腰椎相关疾病为主，见表3－33。

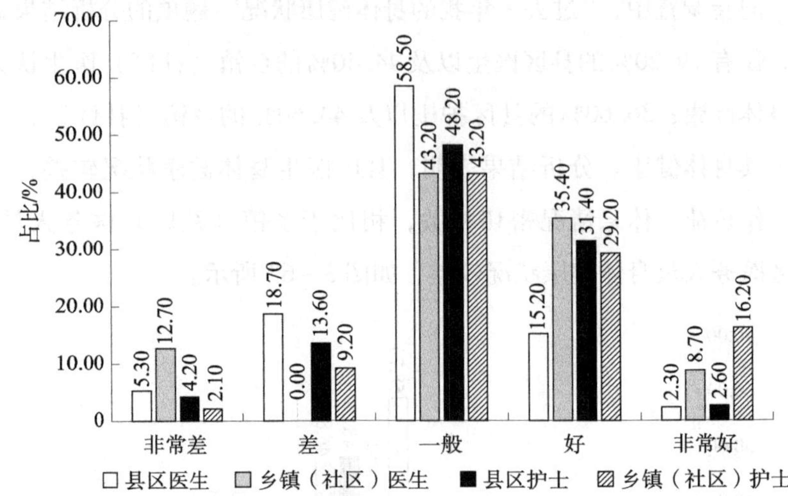

图3－70　基层医务人员心理健康状况

表3－33　基层医务人员患病情况

排序	疾病类型	患病率
1	颈椎相关疾病	45.13%
2	腰椎相关疾病	32.89%
3	消化系统疾病	18.12%
4	呼吸系统疾病	7.55%
5	高血压	7.38%

四、研究发现

1. 工作负荷

基层医务人员工作负荷较重，对其身心健康状况会造成不利影响。分析结果显示，基层医务人员尤其是县区医疗机构医生工作负荷较重，难以有效协调个人生活与工作，同时在一定程度上导致部分基层医务人员存在休息时间不足、睡眠质量不高等问题。其中，值得注意的是，相比于乡镇（社区）医务人员，县区医务人员身心健康状况较差，这与其工作负荷、休息情况密切相关。

2. 培训状况

业务培训效果较好，但部分医务人员培训需求尚未得到满足。分析结果显示，基层医生培训次数较少，时间较长，以中长期培训为主；基层护士培训次数较多，时间较短，以短期培训为主，绝大部分基层医务人员对业务培训效果持认可态度。相比于县区医务人员，乡镇（社区）医务人员培训时间较短、次数较少，参与业务培训的需求未得到有效满足。

3. 收入状况

基层医务人员工资待遇满意度低。基层医务人员对于收入水平的满意度远低于其他指标，收入水平较低是影响基层医务人员工作满意度最关键的因素之一。基层医务人员收入水平与期望收入水平差距较大，其中以县区医生最为显著。

4. 医共体状况

医共体建设能有效提升基层医务人员服务能力。分析结果显示，大部分基层医务人员认为县域医共体有效提升了本院医务人员医疗服务能力，其中，县区医院医务人员对医共体建设提升基层医务人员服务能力的效果更为认可。

5. 职业发展需求

基层医务人员对工作环境满意度较低，认为与县级以上医疗机构的医务人员相比，在职称晋升、业务技术提升速度、结婚、子女上学等方面差异较大，影响了其对工作的满意度。

第四节　样本地区基层医疗卫生机构患者就诊满意度与就医选择现状分析

一、患者就诊满意度

（一）县医院患者就诊满意度

1. 调查对象基本情况

本次县医院患者就诊满意度调查对象共 60 人，应答率为 90%。54 名有效调查对象中，50% 为男性（共 27 人），50% 为女性（共 27 人），男女比例 1∶1；其中 70 岁及以上老人最多，占 26.9%，29 岁及以下的患者人数最少，占 1.9%，整体年龄分布较为均衡；全部患者均为本地户口，其中农业户口占 85.2%，非农业户口占 14.8%；医保类型中，城镇职工医保占 15.1%、新农合占 83.0%、无医保者占 1.9%；职业类型中，有具体职业的，农林牧渔水利业生产人员最多（37.7%）；工作状况方面，无固定工作者最多（64.2%）。患者人口学特征见表 3－34。

表 3-34　县医院调查患者人口学特征

分组	例数（人）	构成比（%）	分组	例数（人）	构成比（%）
性别			文化程度		
男	27	50	小学及以下	26	49.1
女	27	50	初中	18	34.0
年龄			高中/中专/技工学校	6	11.3
29 岁及以下	1	1.9	专科/本科及以上	3	5.7
30～39 岁	4	7.7	工作状况		
40～49 岁	9	17.3	在岗	8	15.1
50～59 岁	11	21.2	无固定工作	34	64.2
60～69 岁	13	25.0	退休/离休	10	18.9
70 岁及以上	14	26.9	学生	1	1.9
户口类型			职业		
本地非农户口	8	14.8	国家机关、党群组织、企事业单位负责人	7	13.2
本地农业户口	46	85.2	商业、服务人员	2	3.8
医保类型			农林牧渔水利业生产人员	20	37.7
城镇职工医保	8	15.1	生产、运输设备操作人员	1	1.9
新农合	44	83.0	其他	23	43.4
无医保	1	1.9			

2. *患者满意度*

患者调查问卷设置了 5 级选项：非常同意（5 分），同意（4 分），一般（3 分），不同意（2 分），非常不同意（1 分）。

满意度得分计算公式如下：满意度得分 =（选择“非常同意”频数 ×5 + 选择“同意”频数 ×4 + 选择“一般”频数 ×3 + 选择“不同意”频数 ×2 + 选择“非常不同意”频数 ×1）/被调查人数 ×20（百分满分）。

调查结果显示，县医院患者对医院的医疗服务满意度得分为89.6分。在县医院患者的五个评价维度“就诊流程”“就诊体验”“就诊环境”“整体评价”“医患关系”评价得分中，“就诊体验”维度得分最高（93.3分），“整体评价”维度得分最低（85.0分）。在分项得分中，“本次就诊社工或志愿者提供了有用的帮助”得分最高（97.1分）；“本次就诊费用明白合理”得分最低（74.4分），“卫生间清洁无异味”“本次就诊的药费可以接受”“休息等候区有足够座椅”得分较低，分别为83.7分、82.8分、80.5分，见表3-35。

表3-35 县医院患者满意度得分情况

评价维度	评价指标	未体验人数	体验人数	得分	维度得分
就诊流程	缴费方式多样、便捷	46	8	92.5	91.3
	利用自助查询和打印手段减少取检查报告时间	47	7	91.4	
	医院利用信息化手段，提供了多种渠道指导合理用药（微信平台、自助查询机）	52	2	90.0	
就诊体验	医护人员耐心询问病史、沟通病情	0	54	92.9	93.3
	医护人员详细讲解检查报告	0	54	91.5	
	医护人员耐心讲解治疗方案、用药方法及注意事项	1	53	92.3	
	我感受到了医护人员给予我的尊重和安慰	0	54	91.6	
	我感到个人隐私受到了保护	32	22	91.8	
	服务窗口（挂号、分诊、缴费、取药等）工作人员态度好	0	54	92.6	
	本次就诊社工或志愿者提供了有用的帮助	33	21	97.1	
	我对本次接诊医生充分信任	0	54	96.4	
就诊环境	遇到问题时有工作人员及时解答和引导	21	33	93.3	87.6
	乘坐电梯便捷	4	50	90.4	
	卫生间清洁无异味	0	54	83.7	
	休息等候区有足够座椅	16	38	80.5	
	休息等候区提供饮水服务	7	47	90.2	

续表

评价维度	评价指标	未体验人数	体验人数	得分	维度得分
整体评价	总体上，我对本次就诊感到满意	0	54	92.2	85.0
	我会向亲友推荐本次就诊的医院	0	54	90.7	
	本次就诊的药费可以接受	4	50	82.8	
	本次就诊的检查（化验、心电、影像等）费用可以接受	4	50	84.8	
	本次就诊费用明白合理	0	54	74.4	
医患关系	我认为，近两年来医患关系正在好转	2	52	87.7	90.8
	医护人员值得社会的认同与尊重	0	54	94.8	
	我愿意让我的子女从事医务工作	2	52	90.0	
总体满意度得分		89.6			

（二）基层医疗卫生机构患者就诊满意度

1. 调查对象基本情况

本次基层医疗卫生机构患者满意度调查对象共60人，应答率76.7%。46名有效调查对象中，39.1%为男性（共18人），60.9%为女性（共28人）；其中70岁及以上老人最多，占37.0%，29岁及以下的患者人数最少，占2.2%；全部患者均为本地农业户口，基层医疗卫生机构中患者流动性不强；医保类型中，新农合人数最多，占93.5%；职业类型中，农林牧渔水利业生产人员最多（50.0%）；家庭月收入2000元以下的患者最多（84.8%），无月收入在6000元以上的家庭，整体收入水平不高；工作状况方面，无固定工作者最多（82.6%）；受教育程度方面，小学及以下人数最多，占89.1%，无初中以上学历的患者，整体受教育程度不高。患者人口学特征见表3－36。

表 3-36 基层医疗卫生机构调查患者人口学特征

分组	例数（人）	构成比（%）	分组	例数（人）	构成比（%）
性别			职业		
男	18	39.1	国家机关、党群组织、企事业单位负责人	1	2.2
女	28	60.9	农林牧渔水利业生产人员	23	50.0
年龄			其他	22	47.8
29 岁及以下	1	2.2	月收入		
30~39 岁	2	4.3	2000 元以下	39	84.8
40~49 岁	4	8.7	2000~3999 元	6	13.0
50~59 岁	9	19.6	4000~5999 元	1	2.2
60~69 岁	13	28.3	受教育程度		
70 岁及以上	17	37.0	小学及以下	41	89.1
户口类型			初中	5	10.9
本地农业户口	46	100.0	工作状况		
医保类型			在岗	2	4.3
新农合	43	93.5	无固定工作	38	82.6
医疗救助	1	2.2	退休/离休	4	8.7
无医保	1	2.2	学生	2	4.3
其他	1	2.2			

2. 患者满意度

调查显示，基层医疗卫生机构患者医疗服务满意度得分为 90.0 分。在患者的四个评价维度“就诊体验”“就诊环境”“整体评价”“医患关系”评价得分中，“就诊体验”维度得分最高（92.4 分），“整体评价”维度得分最低（87.6 分）；在分项得分中，“乘坐电梯便捷”得分最高（97.8 分），“卫生间清洁无异味”得分最低（80.5 分），“我感到个人隐私受到了保护”“休息等候区有足够座椅”“本次就诊的药费可以接受”得分较低，分别为85.3分、85.2分、83.6分，见表3-37。

表3-37　基层医疗卫生机构患者满意度

评价维度	评价指标	未体验人数	体验人数	得分	维度得分
就诊体验	医护人员耐心询问病史、沟通病情	0	46	94.3	92.4
	医护人员详细讲解检查报告	3	43	91.6	
	医护人员耐心讲解治疗方案、用药方法及注意事项	1	45	91.6	
	我感受到了医护人员给予我的尊重和安慰	0	46	92.6	
	我感到个人隐私受到了保护	31	15	85.3	
	服务窗口（挂号、分诊、缴费、取药等）工作人员态度好	0	46	93.5	
	本次就诊社工或志愿者提供了有用的帮助	37	9	95.5	
	我对本次接诊医生充分信任	0	46	94.8	
就诊环境	遇到问题时有工作人员及时解答和引导	30	16	91.3	89.3
	乘坐电梯便捷	37	9	97.8	
	卫生间清洁无异味	6	40	80.5	
	休息等候区有足够座椅	15	31	85.2	
	休息等候区提供饮水服务	5	41	91.7	
整体评价	总体上，我对本次就诊感到满意	0	46	93.9	87.6
	我会向亲友推荐本次就诊的医院	0	46	86.1	
	本次就诊的药费可以接受	1	45	83.6	
	本次就诊的检查（化验、心电、影像等）费用可以接受	8	38	87.4	
	本次就诊费用明白合理	0	46	87.0	
医患关系	我认为，近两年来医患关系正在好转	0	46	90.0	90.7
	医护人员值得社会的认同与尊重	0	46	93.5	
	我愿意让我的子女从事医务工作	0	46	88.7	
总体满意度得分		90.0			

二、患者就医选择

（一）基层首诊意愿及原因

1. 县医院患者首诊意愿

调查显示，在县医院就诊的患者中，71.7%的患者赞成基层首诊，28.3%的患者不赞成基层首诊，如图3－71所示。对于在县医院就诊的患者首诊医疗机构的选择，51.9%的患者首诊选择了县级医院，31.5%的患者选择了基层医疗卫生机构，14.8%的患者选择了药店买药，1.9%的患者选择了私营医院，没有患者选择市级及省级医院，如图3－72所示。

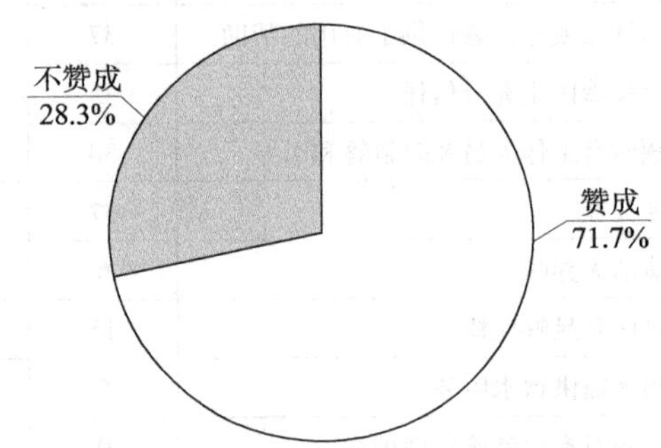

图3－71　县医院患者对基层首诊的支持程度

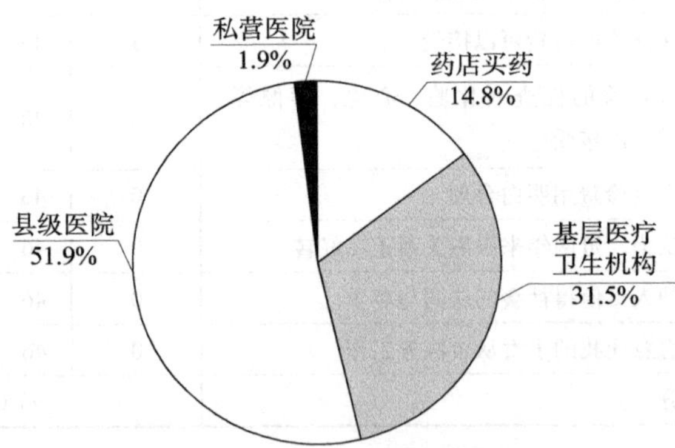

图3－72　县医院患者首诊机构选择

2. 基层医疗卫生机构患者首诊意愿

调查显示，在患者首诊意愿方面，93.5%的患者赞成基层首诊，6.5%的患者不赞成基层首诊，如图3－73所示。在患者的首诊医疗机构选择方面，76.1%的患者首诊选择了基层医疗卫生机构，15.2%的患者选择了去药店买药治疗，2.2%的患者选择了市级医院，6.5%的患者选择了私营医院，没有患者选择区级医院与省级医院，如图3－74所示。

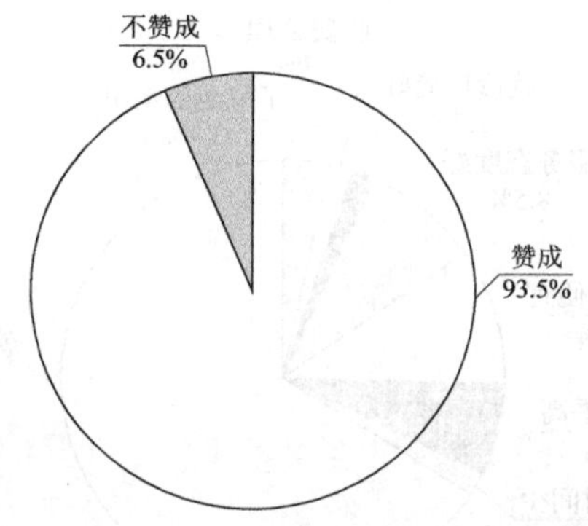

图3－73　基层医疗卫生机构患者对基层首诊的支持程度

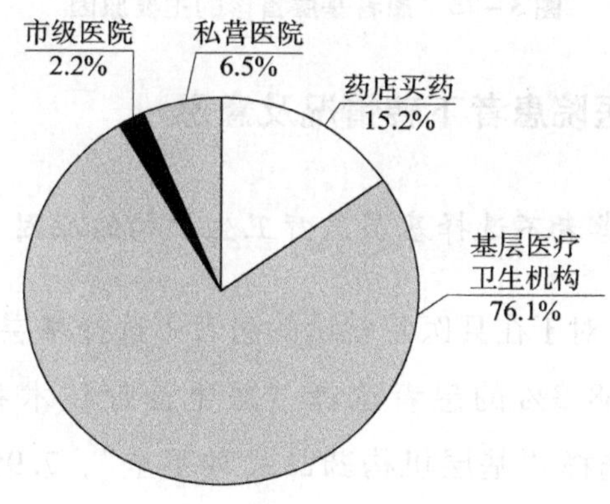

图3－74　基层医疗卫生机构患者首诊机构选择

3. 基层首诊原因

调查显示，对于患者选择基层医疗卫生机构首诊的主要原因，66.1%的患者选择“就近方便”，10.2%的患者选择“价格相对便宜”，8.5%的患者选择“服务态度好”，3.4%的患者选择“了解我的情况”，6.8%的患者选择“技术水平高”，1.7%的患者选择“等待时间少”，1.7%的患者选择“就诊环境好”，1.7%的住院患者选择“收费合理”，如图3－75所示。

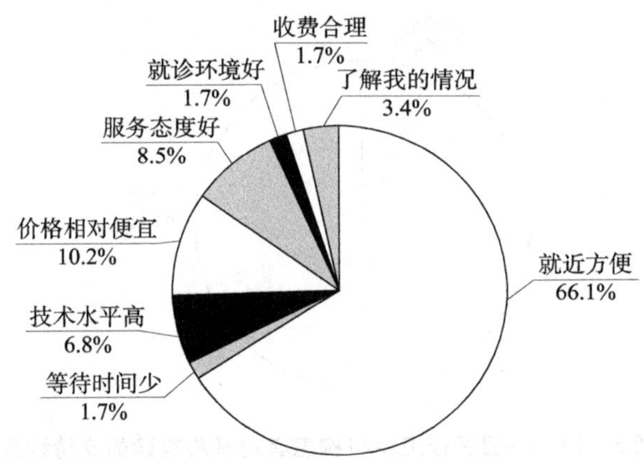

图3－75　患者基层首诊的主要原因

（二）县医院患者下转情况及意愿

1. 县医院患者不选择基层医疗卫生机构的原因

调查显示，对于在县医院就诊的患者不选择基层医疗卫生机构的主要原因，68.3%的患者选择“医生诊疗技术和设备不行”，11.1%的患者选择“基层机构药品品种不全”，7.9%的患者选择“希望得到更优质的医疗服务”，3.7%的患者选择“习惯自我治疗”、3.2%的患者选择“报销比例及费用与大医院差不多”，3.2%

的患者选择“医务人员态度差”，1.6%的患者选择“上转耽误治疗进程”，如图3－76所示。

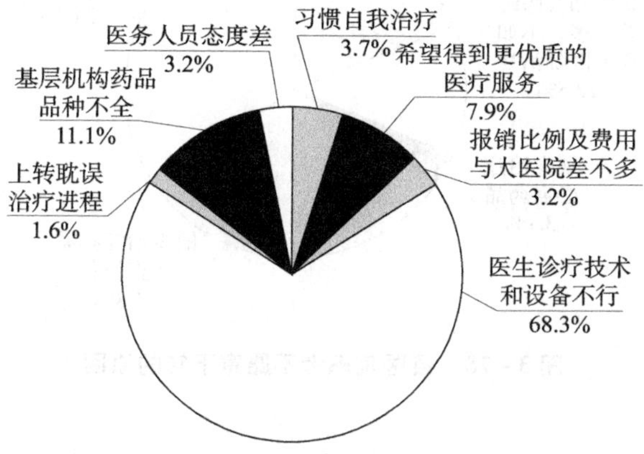

图3－76　不选择基层医疗卫生机构的原因

2. 县医院患者下转意愿

调查显示，在县医院就诊的患者中，31.2%的患者选择了愿意下转，68.8%的患者选择了不愿意下转，如图3－77所示。对于不愿意下转的患者，34.4%的患者选择了“不信任基层机构医生诊疗水平”，31.3%的患者选择了“缺少治疗必需检查设备”，3.1%的患者选择了“缺少治疗必需药品”，12.5%的患者选择了“费用和大医院差不多，不如在大医院治疗”，18.8%的患者选择了“其他原因”，主要有“交通不便利”“麻烦”等，如图3－78所示。

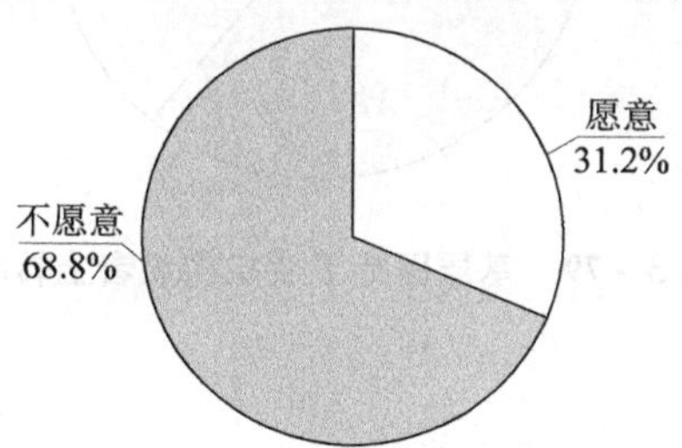

图3－77　县医院患者下转意愿

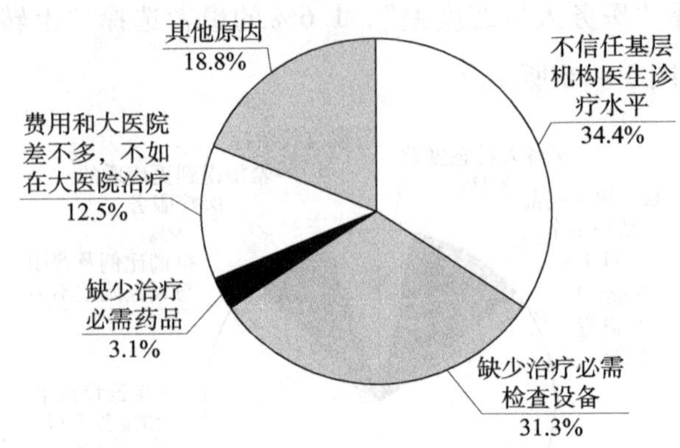

图 3-78　县医院患者不愿意下转的原因

（三）基层医疗卫生机构患者上转情况及意愿

1. 基层医疗卫生机构患者上转情况

调查显示，基层医疗卫生机构的患者中，有 39.1% 的患者有过从社区卫生服务中心上转到上级医院的经历，60.9% 的患者没有上转经历，如图 3-79 所示。

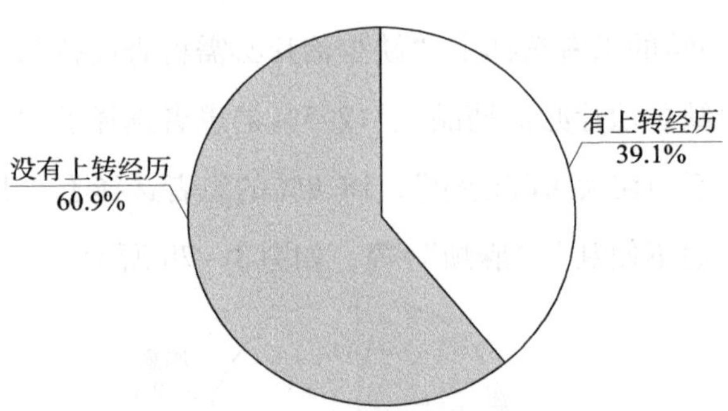

图 3-79　基层医疗卫生机构患者上转率

2. 基层医疗卫生机构患者上转意愿

调查显示，基层医疗卫生机构的患者中，有89.1%的患者选择了愿意上转，10.9%的患者选择了不愿意上转，如图3－80所示。不愿意上转的患者有5名，全部选择了“离家太远，交通不便”。

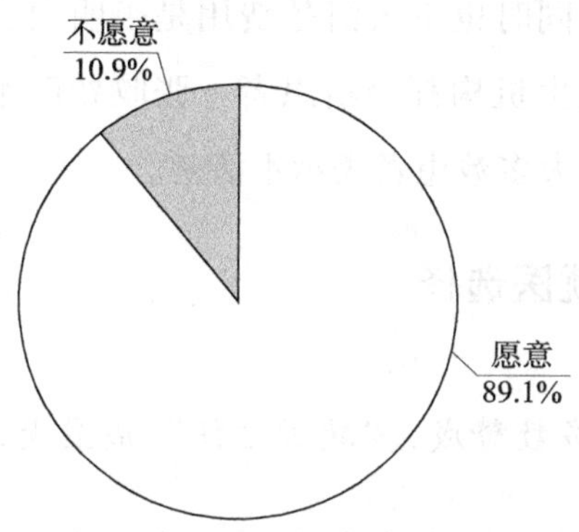

图3－80　基层医疗卫生机构患者上转意愿

三、研究发现

（一）患者满意度

1. 就诊体验评价高

在患者满意度的各个评价维度得分中，县医院和基层医疗卫生机构的患者满意度最高评价均为“就诊体验”。该维度主要反映医护人员的耐心程度、服务态度以及患者对医护人员的信任程度等，该维度评价高，说明医患关系较好，医患矛盾较小。

2. 就诊费用满意度低

县医院和基层医疗卫生机构的患者满意度最低评价均为“整体评价”，而该维度中影响满意度得分低的主要原因是药费、检查费高，收费不够明白合理等。说明目前基层医疗卫生机构患者在就诊费用方面压力大，同时也不大清楚费用是否明白合理。访谈中，绝大多数基层医疗卫生机构都会给患者一张收费明细单，但具体每一条收费是否合理，大多数患者表示不清楚。

（二）患者就医选择

1. 基层首诊多数赞成，“就近方便”成最大影响因素

在所调查的县医院患者中有71.7%赞成基层首诊，而基层医疗卫生机构的患者中有93.5%赞成基层首诊，这说明基层首诊认可度很高，而“就近方便”也是赞成原因中选择最多的选项，这体现基层在首诊方面的便捷性被广泛认可。

2. 下转意愿不强，而上转意愿强烈

县医院患者中31.2%的患者选择了愿意下转，而68.8%的患者则不愿意下转，不愿意下转的患者主要是认为基层的设备技术水平等不能满足其医疗需求；而基层医疗卫生机构的患者中，有89.1%的患者愿意上转。访谈中，愿意上转的患者主要认为：基层让其上转，说明无法满足其医疗需求，也只能接受上转。

第四章

基层医疗卫生服务能力建设问题分析

第一节　共性问题

一、管理层面

1. 基层医共体建设流于形式

调研发现，目前陕西省绝大部分地区尚未建立紧密型的县乡医共体，县、乡、村三级医疗卫生机构间未形成诊疗信息的连通。上级医院专家提供定点带教和坐诊制度流于形式，现有医疗资源无法弥补基层医疗卫生机构医疗质量和业务水平不足的问题。部分卫生院反映，医院下派的部分专家与实际需求不符，基层医疗卫生机构就诊患者多为慢性病、常见病，外科医生专家坐诊不能解决患者的实际需求，且专家坐诊并未形成长效机制。

医共体缺乏统一的双向转诊标准。在医共体内部，各医疗机构的医疗技术水平参差不齐、自身定位不清晰等问题，导致患者的双向转诊随意性很大，缺乏规范性。医联体内医院和基层医疗卫生机构各自服务功能定位不清晰，各级医疗机构诊疗范围、基本服务包尚未制定，上级医院与基层医疗卫生机构缺乏科学、合理的分工协作机制，转诊条件和标准不清；其次缺乏指导意见和监督考核办法，仅在文件上倡导分级诊疗，缺乏可操作性的政策措施，各级各类医疗卫生机构各自为战，没有形成统一协调、分工明确、转诊有序的分级诊疗机制，继而对“分级诊疗”的监督和考核也无章可循、无从下手。

2. 利益分配机制不健全

定价机制、医保支付机制未及时跟进，加上城市医院的业务与利益密切相关，导致双向转诊形同虚设，农村三级医疗卫生网络之间联系不紧密，分工协作难以有效展开。目前，县乡医共体以激励机制主导的技术帮扶、对口支援等，并不是分级诊疗制度的稳定基础，形成县、乡、村三级医疗服务共同体的前提是建立明确的利益协调机制，还需要更加符合实际的制度设计和工作部署。

3. 人员编制管理制度固化

农村基层医疗卫生机构是卫生系统中最为基层的单位，人事制度是否完善会直接影响服务质量和服务水平，同时也是基层医疗体制改革的关键环节。目前基层医疗卫生机构核定的编制数与实际工作需求不符，基层医疗卫生机构根据当地发展水平、经济状况、服务人口、行政区划等核定编制人数，随着医改的不断深化，基层乡镇卫生院的医疗业务不断增多，医疗项目和门诊量也会增加，多年未变的编制数量不能满足现有需求，存在编制严重不足的情况。虽然基层医疗卫生机构采用“定编、定岗、不定人”的办法，通过聘用人员缓解卫生人力资源缺乏的问题，但基层医疗卫生机构编制仍然是“身份管理”，而不是“岗位管理”，大部分编外人员收入得不到保障，“同工不同酬”，编内人员和聘用人员从事的工作性质和工作任务相同，但聘用人员工资和福利待遇没有保障、归属感较差，缺乏职业发展前途，影响了基层卫生人员队伍的稳定性。

二、运行层面

1. 基层医疗卫生机构人才匮乏

调研访谈发现，以医技人才为例，基层医疗卫生机构缺乏操作B型超声诊断仪、脑电图仪、X光机等设备的专业技术人员。设备配置后，相关部门才安排人员进行培训。而这种短暂的非系统的培训，学习效果差，受训人员仍没有实际操作能力。统一配置的医疗设备，有些乡镇因缺少相关的医技人员而难以发挥其应有的作用。

导致基层医疗卫生机构人才匮乏的主要原因有：一是收入满意度低。问卷调查结果显示，基层医务人员对于收入水平的满意度最低，收入水平与期望收入水平差距较大。基层医疗卫生机构的收入水平无法满足卫生人才需求。二是缺乏有效的激励机制，不能有效吸引骨干人才，特别是基层急需的医生。基层医疗卫生机构现有薪酬制度、职称评定和晋升机制对优秀医学生、优秀骨干人才、全科医生的吸引力不足，难以满足基层业务发展要求和群众看病就医需要。

2. 基层医疗卫生机构医务人员离职意愿高

通过问卷调查发现，陕西省样本地区基层医生中有离职意愿的比例为29.7%，基层护士中有离职意愿的比例为25.0%。通过访谈发现，大部分非本地的基层医务人员都表现出离职意向，导致该问题主要有以下原因：一是工资待遇差。样本地区产生离职意愿的医务人员中，54.2%的医生因为工资待遇差考虑离职；71.0%的护士因为工资待遇差考虑离职。二是城市大型医院人才虹吸。大医院为满足对医技人员需求，只能从基层医疗卫生机构大量招聘，选择大医院或离开基层医疗卫生机构，使得原本就人力资源匮乏、技术力量薄弱的基层医疗卫生机构成了大医院人才“储备基地”和“跳板”，进一步加剧了基层医疗卫生机构人才短缺。

3. 村医队伍工作压力大，素质偏低且面临后继无人的局面

调研发现，陕西省样本地区村医队伍建设主要存在以下问题：一是村医队伍工作压力大。村卫生室目前同时承接了基本医疗和国家公共卫生服务以及健康扶贫等多项任务，任务繁重。二是村医人员素质偏低。乡村医生队伍整体专业技能水平依然较低，样本地区具有执业（助理）医师资格的村卫生室医务人员比例为27.75%。三是乡村医生队伍老龄化现象严重。部分乡镇村医年纪大，退休后面临后继无人的局面。导致该问题的主要原因之一为乡村医生对社会保障水平不满意。访谈发现，大部分村医养老、医疗等社会保障与普通村民一样，未能参加职工社会保障体系，医疗、养老等方面得不到保障，不利于吸引年轻医生加入乡村医生队伍。

4. 绩效考核机制不完善

为提升基层医疗卫生服务能力，陕西省发文要求基层医疗卫生

机构普遍实行绩效工资制度。但是由于基础性绩效工资占比过高，奖励性绩效工资占比过低，无法起到激励作用，反而使分配更趋平均化，导致乡镇卫生院中业务能手和骨干医师的劳动积极性下降。另外，基层医疗卫生机构绩效工资发放没有制定标准，出现了部分机构受纪检等部门约束，业务收入结余无法有效合理地向医务人员发放等问题，不利于提高基层医务人员的工作积极性。

三、保障层面

1. 医保次均住院费用控制阻碍基层医疗卫生机构医疗服务开展

调研访谈发现，安康市汉滨区由于辖区内人口数量大，医保部门规定的次均费用，难以满足基层医疗卫生机构开展医疗服务所产生的费用，超出的费用部分需要机构自行承担，导致慢性阻塞性肺疾病治疗、冠心病治疗等部分医疗服务项目无法正常开展，部分机构医疗服务范围严重萎缩。

2. 药品供应保障不完善

一方面，基本药品制度实施后，虽然基本药物目录范围扩大、结构优化，但基本药物目录和新农合报销目录未有效衔接，部分常用药未纳入基本药物目录，尤其是某些住院服务和特色专科需使用的药品，未能纳入目录，药物种类不满足临床实际需要，导致医疗服务萎缩，影响基层医疗卫生机构的服务能力；另一方面，药品零差率政策在一定程度上导致部分药物供应短缺，以某些价格低的药品最为突出。在访谈中部分医务人员提及了由于药品种类不足造成的无法提供医疗服务的窘境，居民满意度调查中不少居民也对基层药品种类缺乏表示不满。药品的限制导致了患者流向上级医院，基层医疗卫生机构工作人员积极性较低，部分骨干和专科人员流失，这与提升基层医疗卫生服务能力和缓解“看病难、看病贵”问题的目标相背离。

3. 信息化建设水平低

信息化平台建设为县域医共体内部实现双向转诊、分级诊疗创造了新的契机，同时在医共体内部医疗卫生机构精细化管理、人员绩效考核以及医保结算等业务管理上发挥着重要作用。调研的样本县县域医共体普遍存在信息网络不够完善、信息化建设水平低、县乡村不同步的问题，信息化功能仅有健康档案等辅助性功能，缺乏远程诊疗以及对内部人财物统一管理的信息化平台。

4. 设备技术落后

初级卫生保健一直是全球卫生追寻的卫生治理宗旨之一，初级卫生保健依托的正是分级诊疗体系。但通过调研发现，样本地区分级诊疗方案实施效果不佳，主要原因之一是未从技术角度破解优质医疗资源共享难题。具体表现在：一方面，部分基层医疗卫生机构缺乏除颤器等开展医疗服务的必需设备；另一方面，大部分基层医疗卫生机构均未配置 CT 扫描仪等高端设备，未建立基于先进设备支持的分级诊疗应用模式，限制了其医疗卫生服务的开展与服务能力的提升。

第二节　个性问题

一、扶风县部分乡镇卫生院绩效工资比例显著低于其他样本地区

2018年，扶风县乡镇卫生院医务人员绩效工资占总工资的比例平均为30%，而其他样本地区乡镇卫生院医务人员绩效工资占总工资比例达到40%。调研发现，扶风县存在个别乡镇卫生院医务人员绩效工资占总工资的比例仅为10%的情况，拉低了整体比例水平，说明扶风县个别乡镇卫生院绩效工资制设定不合理。实行绩效工资制，可以改变绩效考核结果实际作用局限的不足，扩大不同工作能力和成果的医务人员的收入差距，充分调动基层医疗卫生机构人员工作积极性。绩效工资制比例设定不合理，将会挫败基层医疗卫生机构人员工作积极性。

二、澄城县村医人力资源质量显著低于其他样本地区

四个样本地区中，大专及以上学历的村医占比排序依次为：汉滨区（29.91%）、子长市（28.09%）、扶风县（21.88%）、澄城县（9.83%），澄城县具有大专及以上学历的村医占比显著低于其他三个样本县区。四个样本地区中，具有执业医师资格的村医占比排序依次为：子长市（9.09%）、汉滨区（8.41%）、扶风县（6.25%）、澄城县（2.25%）。澄城县具有执业医师资格的村医占比也为最低。

可见澄城县村医学历结构失衡较为严重，卫生人力资源质量较低。

三、子长市乡镇卫生院平均门急诊总人次数显著低于其他样本地区

四个样本地区中，2018 年乡镇卫生院平均门急诊总人次数依次为：汉滨区 27796 人次，澄城县 227311 人次，扶风县 18267 人次，子长市 3770 人次。其中，汉滨区最高，为 27796 人次；子长市显著低于其他样本地区，为 3770 人次。乡镇卫生院平均门急诊总人次数是反映乡镇卫生院卫生服务能力的重要指标，该指标低可能的原因为乡镇卫生院设置不合理或服务能力弱导致患者向上转诊。

四、汉滨区人均医保定额显著低于其他样本地区

2018 年澄城县和汉滨区基层医疗卫生机构平均医保收入分别为：388. 66 万元、132. 00 万元。但是澄城县 2017 年常住人口为 39. 32 万人，汉滨区却为 88. 04 万人。汉滨区人口基数远大于澄城县，但是汉滨区医保收入却小于澄城县。在如此庞大的人口基数下，汉滨区的医保定额无法承担其医疗需求，医保定额不足会限制乡镇卫生院的服务能力提升。若乡镇卫生院欲保证自身的服务能力，将病人留在基层，乡镇卫生院的住院人次与门诊人次会相应增加，病人对医保报销的需求也会随之增加。而医保定额不变，会导致亏损经营，以至于难以开展一些医疗服务项目，部分本可以留在基层诊断的病人将会向上寻求医疗卫生服务能力更好的县医院，这与医改背景下的分级诊疗目的相违背。要保证基层医疗卫生服务能力，上级部门在医保定额划分时应综合考虑人口数量、经济发展水平、居民收入水平以及地方病等因素，避免影响基层医疗卫生服务能力的提升。

第五章

基层医疗卫生服务能力影响因素分析

通过对陕西省四个样本地区基层医疗卫生服务能力现状的分析，发现陕西省基层医疗卫生机构医疗服务能力有所提升，但仍存在人才匮乏等问题。本章结合定性访谈结果，对影响陕西省基层医疗卫生机构医疗服务能力的主要因素进行探讨。

第一节　政策因素

陕西省在2009年底开始从明确基层医疗卫生机构性质和功能定位、人员编制、深化内部运行机制等方面对基层医疗卫生机构进行综合改革，并且在2011年进一步深化改革。政策对基层医疗卫生机构的影响较明显。访谈结果显示，政策对基层医疗服务能力的影响主要体现在以下几个方面：

一、基本药物制度

90%以上的中低收入国家都有基本药物目录，基本药物被认为是安全有效的药物，对于控制医疗费用的不合理上涨和规范医生合理用药行为有着积极作用。2011 年陕西省基层医疗卫生机构全部配备和使用基本药物，并实行零差率销售。实施基本药物制度后，陕西省基层医疗卫生机构总收入中的药占比逐年下降，财政投入逐年增加，基层的收入来源发生变化。由于取消了药品加成对基层医疗卫生机构收入的影响，切断了药品与医院和医生收入间的利益链，基本药物制度和药品零差率的实施减轻患者药费负担的同时，也促使医生科学合理用药，减少了过度医疗和药物的滥用。

> 基本药物制度和药品零差率实施取消了以药补医，对老百姓来说降低了药费，对医生来说因为药品收入与他们自己的收入不挂钩，也有利于规范医疗行为和合理用药。（某乡镇卫生院院长）

但是，访谈对象也提出了基本药物制度和药品零差率在实施过程中仍存在一些问题，一方面，由于只使用基本药物，受药物品种的限制，部分常用药未纳入基本药物目录，尤其是某些住院服务和特色专科需使用的药品，未能纳入目录，直接导致服务的萎缩。而上级医院按要求配备和使用基本药物的比例只占 40% 左右，部分患者在大医院开的处方到基层配不到药，导致患者的流失和满意度下降的同时，也制约了基层基本医疗服务功能的发挥。另一方面，基本药物的供应得不到保障，部分药物供应短缺，以某些价格低的药品最为突出。在访谈中部分医务人员提及了由于药品种类不足造成的无法提供医疗服务的窘境，居民满意度调查中不少居民也对基层药品种类缺乏表示不满。药品的限制导致了患者流向上级医院，基层医疗工作人员积极性较低，部分骨干和专科人员流失，这与提升基层医疗卫生服务能力和缓解“看病难、看病贵”问题的目标相背离。

以前都是去乡镇医院看病，后来我经常吃的高血压降压药买不到，就不去了。（某居民）

基层服务态度还是蛮好的，比较方便，要说不满意的地方，就是这个药品种类少，本来就是因为方便才去的，结果药没有，我还得跑到大医院去，反而不方便。（某居民）

开始实施基药以后，本来有很多老年人就是来配配药。后来配不到药就不来了，服务量也减少了。我们配不了药只能把患者转到上级医院。（某乡镇医生）

有些常用药供应短缺，在目录上有但是我们进不到货，有的厂家无利可图，就不生产了。我们现在用药很受局限，工作积极性也不高，有的业务比较好的医生就跳槽了。（某社区医生）

二、政府财政补偿机制

2011 年基层医疗卫生机构全面实行基本药物制度和药物零差率以后，陕西省出台了《陕西省人民政府办公厅关于基层医疗卫生机构经费补偿的实施意见》等一系列政策文件。规定实施基本药物制度后，政府举办的乡镇卫生院和城市社区卫生服务机构的人员支出和业务支出等运行成本通过服务收费和政府补助补偿，基本公共卫生服务项目由专项经费进行补助。政府财政投入在逐年增加，基层医疗卫生机构在基础设施建设方面得到保障。但是，财政投入不足以弥补药品零差价带来的损失，且随着公共卫生免费项目的扩大，财政拨款却未能及时到位，政府只出台政策，对基层稳定的补偿机制却没有建立，投入具有随意性且可持续性较差，出现政府“管生不管养”的局面，这无疑加重了基层的负担。

实行基本药物制度和药品零差率以来，以前药品、医疗和财政差额拨款，有些合理补偿机制不能真正到位，造成医疗机构的亏损，近年来公共卫生增加了很多免费项目，我们是需要成本支出的。市县里有实力的免费项目，需要政府配套，政策出台保障政策要到位，但是财政往往是滞后的，往往要事后再去争取，根据财政情况进行补助，医改是一个综合改革，但是政策只是一个部门出台，协同性差、碎片化。（某县卫生部门管理人员）

招聘一个人政府补偿一部分，但是招聘一个人每年我们自己还要出一大部分。我们药品收入没有，一般诊疗费没有办法补偿这一块，药品没有利润，这部分应该政府承担。上级政府出台政策后，补偿机制没到位，压力全在基层身上。（某乡镇卫生院管理人员）

三、考核和激励机制

自2010年起，陕西省开始实行基层医疗卫生机构绩效工资改革，到2011年底，陕西省全面实施了基层医疗卫生机构绩效工资制度。考核以基本公共卫生服务、基本医疗服务和综合满意度为主要内容。

考核体系对基层医疗服务能力的影响主要表现在医改后国家开始重视基层基本公共卫生服务能力的提高，加大了对公共卫生服务的考核力度，因而，备受基层重视。但基本公共卫生服务工作量较大，慢病管理、健康档案等工作占据了医护人员的大部分时间，基层医护人员疲于应对各种考核，在人力资源相对不足的情况下，医护人员工作量大大增加，提供医疗服务，尤其是住院服务的精力和积极性受到影响，出现医疗服务萎缩的问题，在农村地区表现尤为突出。

我们村医按照片区开展服务，平时公共卫生就够我忙的了，每季度要到村民家里去，有些村民家特别远，很费时间。平常村

里的老年人会来买点药，医疗这块基本没什么工作。(某村医)

在激励机制方面，虽然各地根据自己实际情况制定了绩效工资制度，但是由于绩效工资实行总额控制，标准较低，与医务人员的个人预期水平差距较大，收入的增长与工作量的增加不匹配；奖励性绩效工资比例较低，拉不开差距。在一定程度上导致了“干与不干一个样”“多干少干一个样”的现象。在这种情况下，基层骨干医务人员的价值没有得到充分体现，对基本医疗服务积极性明显降低，政策激励效果不明显，根据本次调研的数据分析结果，工资待遇是基层医务人员满意度最低的指标，进而导致了人员流失。

省里每年给村卫生室药品零差价的补助，对业务量高的村卫生室来说肯定是不够的，他们就要亏损；对于那些本来就没什么业务量的村卫生室来说，他们甚至连药都不进，拿着钱做公共卫生就好了。(某乡镇管理人员)

其实，医疗应该是我们最主要的工作，但是现在除了医疗还要做很多琐碎的事，人的精力都是有限的，我们哪还有时间提高技术？(某乡镇医生)

现行的绩效工资对于调动医务人积极性不利。现在主要是保公平，还没实现绩效优先，兼顾公平。现在是公平优先，兼顾绩效。现在医院有收入了，有时候却不知道应该怎么给医生发，现在没有一个明确的标准，差距拉不开，养懒人的氛围就出现了。(某乡镇卫生院院长)

现在太强调慢病管理，太强调数据，都是医生在做，花费了大量时间精力，几个医生管几千名高血压、糖尿病患者，要上门还要打电话，有时候中午休息还要跑一下，去建档，上面不断有任务压下来。公共卫生服务压力太大，老百姓真正需要

的没做到，老百姓需要的是医疗。医疗才是核心，医疗做不好，老百姓不信任，公卫肯定也做不好。（某社区医生）

四、医保次均费用限额

医保部门根据资金总额，控制基层医疗卫生机构次均费用，限制基层医疗卫生机构提供医疗服务。通过访谈发现，安康市汉滨区由于辖区内人口数量大，医保部门所提供的次均费用难以满足基层医疗卫生机构开展医疗服务所产生的费用，超出的费用需要机构自行承担，导致部分医疗服务项目无法正常开展，限制了机构医疗服务能力的提升。

医保次均费用太低了，我们医院去年住院将近 2000 人次，门诊将近 3 万人次，总收入才 310 万元，我们的次均费用才 700 元，一个病人从入院到出院共 7 天，根本不够用。超过限额只能我们医院自己承担。有的病没法看，比如慢性阻塞性肺疾病患者，他需要持续吸氧（一天 40 元），再加上用药，等他出院了，我们医院要亏 1000 元，冠心病也是这种情况。（某乡镇卫生院院长）

第二节　人员因素

从现状看，当前基层卫生队伍的数量、结构、专业素质和服务能力与群众的期望和需求不相适应，基层卫生人才匮乏已成为制约基层医疗卫生服务体系建设的瓶颈。人力资源基层医疗卫生机构的“软实力”，也是影响基层医疗卫生服务能力提高最主要的因素，关键知情人访谈过程中，所有访谈对象都无一例外地提到了基层卫生人力资源的短缺与能力不足是目前基层存在的最大问题。

一、人员数量

与大医院相比，基层医疗卫生机构由于工作负荷大，发展前景较差，福利待遇较低，与医务人员自身期望差距较大，根据前文基层医务人员工作现状分析，样本地区基层医疗卫生机构医务人员收入满意度低，收入水平与预期收入水平差距大。因此，基层医疗卫生机构人员招聘上存在困难，部分基层医疗卫生机构仍存在空编现象，人员流失严重。调查结果显示，基层医生中有离职意愿的比例为29.7%，其中，未来一年内将离职的比例为44.8%；基层护士中有离职意愿的比例为25.0%，如果有机会，未来一年内将离职的比例为45.6%。分析结果表明，四分之一的基层医务人员目前考虑过离职，如果条件满足，其中接近一半人员会在一年内离职，见表5－1。

表5－1　基层医务人员离职意愿

项目	医生有离职意愿的比例/%			护士有离职意愿的比例/%		
	县区	乡镇（社区）	总体	县区	乡镇（社区）	总体
最近有换工作的想法	30.9	28.6	29.7	31.1	18.7	25
如果可以，未来一年内将离职	50.5	40.5	44.8	44.3	47.2	45.6

另外，研究发现农村基层卫生人才严重缺乏，样本地区村医平均年龄较大，面临后继无人局面。而陕西省农村订单定向医学生培养制度，缺乏有效的激励和考核机制，导致医学生质量不高，且违

约率较高。此外，住院医师规范化培训制度出台后，基层招聘到的应届毕业生没有办法立即上岗，要去上级医院规培三年，规培期间的工资由基层医疗卫生机构发放，但是规培后能否留在基层却是个未知数。

我们这边的村医好多都是五六十岁的，这些村医不在了以后，没人接班的话，有些村卫生室就办不下去了。（某村医）

应届毕业生不能直接工作，我们现在一个萝卜一个坑，找到人不能马上来工作，尽管有补贴，但是三年毕业后愿不愿意来，不好说。（某乡镇卫生院院长）

一入学就知道自己将来的去向，有些学生在校期间较为倦怠，不好好学，就算这样，一毕业一半人都违约了，像我这样来基层的很少，另外那些去规培的，我估计都留不下来。（某订单定向医学生）

毕业生规培3年，不为医院创造一点效益，我还要倒贴工资。关键是3年后来不来还是个问题，现在毕业生就业都很自由，他不来我们也不能怎么样……（某乡镇卫生院院长）

二、人员质量

培训是提升人员技术水平的重要手段，外送培训和规范化培训医改前就存在，新医改后，主要加强的是全科医生的岗位培训和公共卫生相关培训。基层培训的数量和种类都显著增多，培训形式也呈现多样化，结合基层卫生人员调查问卷的调查结果和访谈结果可知，培训存在的问题是：首先，由于基层医疗卫生机构人员不足，工作量大，卫生人员没有时间去参加培训；其次，由于培训没有针对性，重点不突出，因不能满足基层实际需要或缺乏实践等原因，培训流于形式，未能达到预期效果，对基层卫生人员能力素质的提升作用有限。

培训的数量还是很多的，每周、每个月都有，市一级的也有，区一级的也有，包括我们自己也进行内部培训，本来是个福利，现在有点变成了压力，为培训而培训、听课，一定要完成的培训是我们最反感的。你去培训，在这里工作的人工作量就加大了，人家也不愿意。（某乡镇卫生院医生）

培训没时间，因为人员不足，送上去没人来上班。培训会很多，培训有院内业务培训，县和市里也有培训，但是我们没时间啊，我们都是一个萝卜一个坑，只能利用休息日去培训，你去不去？（某乡镇卫生院院长）

此外，为提高基层人力资源质量，陕西省实施上级医院和基层医疗卫生机构的对口支援。规定在职人员在晋升中、高级职称前到基层服务分别累计不少于 1 年。目前，样本地区的基层医疗卫生机构均受到上级医院的技术指导，主要形式是上级医院专家定期到基层开展联合门诊，在门诊进行示范和带教。这种形式一定程度上方便了患者，也提高了基层医护工作者的工作质量，但由于考核监督机制不完善，存在上级医疗机构只是为了完成任务，应付了事，上级医院医生在晋升职称前的基层卫生服务时间也只是流于形式的问题。典型调查机构的访谈对象对上下联动的效果评价不一。

专家下来进行带教、示范，对我们人员能力的提高是有作用的，县里也会结合我们的需求，派相应的专家下来，给我们医生起到带教作用。（某乡镇卫生院院长）

专家每次来的时间也很短，可以理解，他们也很忙，没有固定时间的话居民不认可。（某乡镇卫生院医生）

上级医院医生晋升职称前的基层服务时间较短，我们这没有设备和药品，他们来了也很受限制。（某社区医务人员）

第三节　技术因素

通过调研发现，陕西省基层医疗卫生机构仍然面临医技人员短缺问题，配备了相应的检查设备，但是缺乏能熟练有效使用设备的技术人员，现有的人员大多依靠短期技术培训学习操作技能，无法系统学习相关知识，进而在一定程度上影响了基层医疗卫生机构开展医疗卫生服务，也导致了群众对基层医疗卫生机构服务能力认可度不高等问题。

我们这检验等医技人员特别短缺，只能派人到县上培训，但是医院工作这么多，也没有条件让他长时间在外面学习，只能去上半天一天的，学得很慢，还不能提供相应的服务。（某乡镇卫生院管理人员）

在此背景下，中医的独特优势有利于其在基层开展。首先，中医具有一人成医的特点，一名经验丰富的中医医生即可对患者发生的各类疾病作出基本判断；其次，中医作为我国的传统医学，在民间有着良好的群众基础。个别优秀的中医医生就能带动整个基层医疗卫生机构的发展。因此，中医是未来基层提升医疗服务能力的发展方向之一。

我从2016年毕业到这工作以来，患者数量已经有上万人次了。每天能接诊40人次以上，绩效工资就有七八千元。我主要提供针灸服务。西医的医生在基层工作条件差，患者也少，没有什么业务，学业就荒废了。因为西医依靠设备、药品的比例比较大，没有设备和药品的话，只能把患者推了。中医就不一样，我拿两根针就有可能给患者治病，我依靠机器的程度比较小，中医是基层很好的发展方向。现在我在这工作时间长了，有点名望了，外地的患者也不少。（某乡镇卫生院中医医生）

这个医院的中医大夫技术好，我来这做针灸的确有效果，而且还便宜。（某患者）

我在基层干中医三十年了，病人也很多，一个月收入有一万元。我这设备挺全的，牵引什么的都能做。我这能开中药，其他地方的医生以理疗为主。到我这来治胃病的患者比较多，患者都比较信任中医。有一个小孩一直发烧，到儿童医院检查了两次没发现原因，来我这看一下就退烧了。（某乡镇卫生院中医医生）

我是陕西省中医药大学毕业的，现在平均每天有二三十个患者，每个月住院的有六七十人。提供的主要是针灸、推拿、拔罐、刮痧等服务。（某乡镇卫生院中医医生）

第六章

提升基层医疗卫生服务能力SWOT分析

SWOT分析就是把与研究对象密切相关的因素通过调查列举出来，主要包括S（Strengths，组织的内部优势）、W（Weaknesses，组织的内部劣势）、O（Opportunities，组织的外部机会）、T（Threats，组织的外部威胁）四部分，依据矩阵形式进行排列，然后运用系统的分析思想，把这些因素相互匹配起来进行分析和研究，从而得出相应的结论。PEST分析法是从政治（Politics）、经济（Economy）、社会（Society）、技术（Technology）这四个外部宏观环境影响因素对研究对象进行分析。SWOT分析方法从某种意义上来说隶属于系统内部分析方法，即根据系统自身的条件在既定情况下进行分析。SWOT分析有其形成的基础。著名的竞争战略专家迈克尔·波特提出的竞争理论从产业结构入手对一个系统“可能做的”方面进行了透彻的分析和说明，而能力学派管理学家则运用价值链解构系统的价值创造过程，注重对系统的资源和能力的分析。SWOT分析，就是在综合了前面两者的基础上，以资源学派学者为代表，将系统的内部分析（即20世纪80年代中期管理学界权威学者所关注的研究取向），与以能力学派为代表的产业竞争环境的外部分析（即更早期战略研究所关注的中心主题，以安德鲁斯与迈克尔·波特为代表）结合起来，形成了自己结构化的平衡系统分析体系。与其他的分析方法相比较，SWOT 分析从一开始就具有显著的结构化和系统性的特征。就结构化而言，首先在形式上，SWOT 分析法表现为构造 SWOT 结构矩阵，并对矩阵的不同区域赋予了不同分析意义。其次从内容上，SWOT 分析法的主要理论基础也强调从结构分析入手对系统的外部环境和内部资源进行分析。

SWOT－PEST 分析法，是将研究对象的内部微观环境和外部宏观环境整合起来，系统地分析研究对象在政治、经济、社会、技术方面的优势和劣势，以及所要面对的机会和风险，找出关键影响因素，制定战略发展方案。SWOT－PEST 分析方法除了适用于以营利为目的的社会企业进行战略指导外，还适用于对政府部门法规、制度、规划等政策的发展环境进行系统的分析，从而判断研究对象是否具有广阔的发展前景，它是一种以解决现实问题为核心的研究方法。本研究在采用 SWOT 分析的基础之上，引入 PEST 分析法，将两者结合构建出 SWOT－PEST 分析矩阵模型，对基层医疗卫生服务能力提升进行系统分析。SWOT－PEST 分析框架如图 6－1 所示。

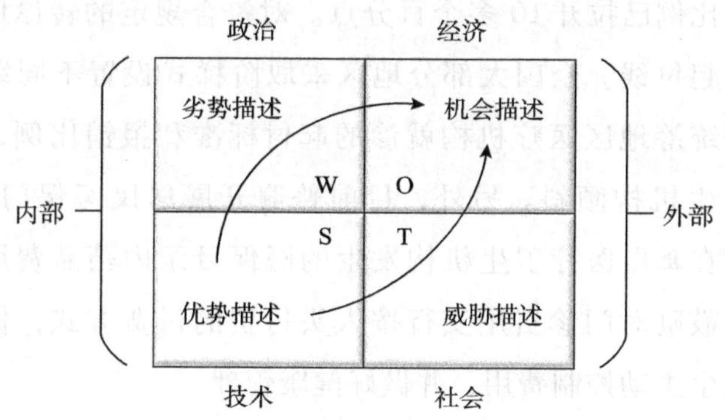

图 6－1　SWOT－PEST 分析框架

第一节 优 势

一、基层医疗卫生服务价格低，报销比例高于其他级别医疗机构

按照国家的定价政策，医疗服务价格按照医疗机构的级别来定，基层医疗卫生机构的服务价格比高一级医疗机构的价格要低。同时，医保对基层诊疗的报销比例普遍高于二级、三级医院。低价格与高报销比例对吸引患者具有很大作用。截至 2018 年，全国定点医疗机构 19.3 万多家，其中社区及基层医疗卫生机构（一级医院及以下）占比超过 84%。明确规定参保人员必须选择 1～2 家社区或基层医疗卫生机构作为就诊医疗机构。同时，我国实行医保差别化报销政策，适当提高基层医疗卫生机构医保报销比例，合理引导就医流向。据统计，目前基层医疗卫生机构与三级医院医保报销比例已拉开 10 多个百分点。对符合规定的转诊住院患者连续计算起付线。全国大部分地区采取阶梯式设置不同级别医疗机构和跨统筹地区医疗机构就诊的起付标准和报销比例，并向基层医疗卫生机构倾斜。另外，目前普遍开展居民医保门诊统筹，主要支付在基层医疗卫生机构发生的医保目录内药品费用和一般诊疗费，鼓励对门诊费用实行按人头付费的付费方式，促进医疗机构和医生主动控制费用，并做好健康管理。

二、基层医疗卫生机构距离近

基层医疗卫生机构，主要面向本机构服务辐射区域的居民提供基本公共卫生服务和基本医疗服务，距离群众最近，在为城乡居民提供安全、可及、均等化的基本医疗和公共卫生服务中发挥着不可替代的作用。在以往针对患者的调研中，便捷性是患者选择基层医疗卫生机构就诊的重要原因。

第二节　劣　势

一、基层医疗卫生机构服务能力不足

村卫生室和城市社区卫生服务机构是城乡医疗卫生服务的网底，也是城乡医疗卫生服务体系建设的薄弱环节和主要难点。在开展基本医疗卫生服务方面，由于基层卫生服务补偿机制的不完善，地方政府在基层机构的基础建设、能力建设方面投入相对不足，地方政府人事制度僵化，全科医生配套政策不到位等问题，影响和制约着基层医疗卫生服务的提供。在开展公共卫生服务方面，目前，公共卫生服务职能主要由基层医疗卫生机构来承担，随着全省公共卫生服务开展项目的增加，公共卫生服务工作以及健康扶贫等方面的工作占据基层机构大量人力与财力，导致基层医疗卫生机构医疗服务能力下降，甚至无法开展基本的医疗工作。基层医疗卫生机构诊疗量增速低于医院，其占比下滑至55%，和目标仍相去甚远，如图6-2所示。

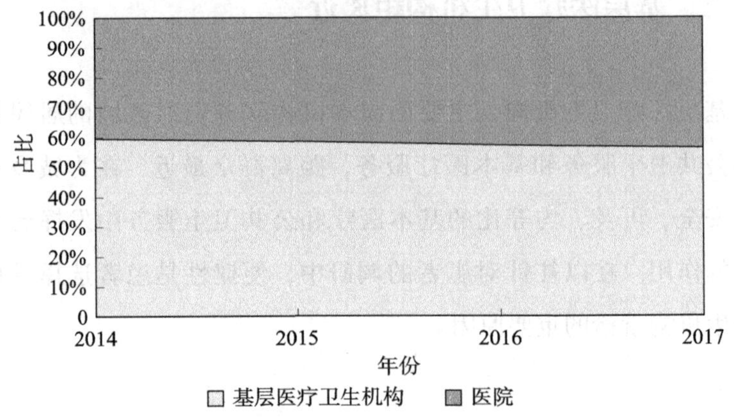

图6-2　基层医疗卫生机构与医院诊疗量对比

二、基层医疗卫生机构资源短缺

人力资源方面，基层医疗卫生机构卫生人力面临“招不来、留不住、干不好”三大问题。调研发现，基层医疗卫生机构卫生人力缺乏的主要原因在于缺乏有效的激励机制。基层医疗卫生机构现有薪酬制度、职称评定和晋升机制对优秀医学生、优秀骨干人才、全科医生的吸引力不足，难以达到基层业务发展要求和群众看病就医需要。截至“十三五”末，三级医院医护比达到1∶1.54，二级医院达到1∶1.46。而基层诊所所拥有的42.68万医师中，仅配备了11.4万的注册护士。对比发达国家的经验，全科医生是基层诊所发展的最大基础，在美国，全科医生又称“家庭医生”，是一个家庭或一个团体的健康维护者，能提供健康咨询、预防保健、医疗康复和常见病多发病的诊断治疗等长期服务，并对慢性病人和康复期病人进行主动追踪观察，能处理病人85%～90%的健康问题。截至2017

年底，我国累计培养合格的全科医生 20.9 万人，仅占整个临床医生总数的 6.6%。

物力资源方面，仪器设备购买和检查项目的开展存在一定障碍，医疗设备及专业技术人员配备不足，部分设备老化陈旧。基层医疗卫生机构缺少治疗必备检查设备。有部分乡镇卫生院反映，卫生院设备是其他医院淘汰的产品，基本无法使用。在 2016 年之前，可以申请缺少的设备，近些年缺少申请途径。

第三节　机　会

一、政府大力推动基层医疗卫生机构能力提升

“十三五”期间，陕西省有关部门在基层医疗卫生服务能力提升、分级诊疗制度、医联体制度、家庭医生签约制度等方面颁布了一系列政策文件。从各个领域推动基层医疗卫生服务能力提升，为建设公平可及、系统连续的卫生服务体系奠定基础。相关文件见表 6-1。

表 6-1　“十三五”期间陕西省相关文件

时间	政策文件	政策文号	发文机关	主要内容
2020 年 2 月	关于抓好“三农”领域重点工作确保如期实现全面小康的实施意见	—	陕西省人民政府	要加强基层疾病预防队伍建设，做好重大疾病和传染病防控。要开展健康村庄、健康家庭等健康细胞示范建设，推动健康陕西行动

续表

时间	政策文件	政策文号	发文机关	主要内容
2019年6月	加强基层医疗卫生服务能力的建议	—	陕西省政协	陕西省政协医药卫生体育委员会提出《加强基层医疗卫生服务能力的建议》，针对基层医疗资源配置针对性不强、医疗服务能力弱化、专业队伍建设不平衡、从业人员薪酬待遇较低的现状，建议加强县域医疗卫生资源规划，加大基层医疗改革力度，加强专业人才队伍建设，逐步完善人事薪酬制度
2019年5月	关于转发全国基层医疗卫生机构信息化建设标准与规范（试行）的通知	—	陕西省卫健委	针对目前基层医疗卫生机构信息化建设现状，着眼未来5～10年全国基层医疗卫生机构信息化建设、应用和发展要求，覆盖基层医疗卫生机构信息化建设的主要业务和应用要求，从便民服务、业务服务、业务管理、软硬件建设、安全保障等方面，规范了基层医疗卫生机构信息化建设的主要应用内容和建设要求
2018年12月	关于加快推进县域医疗共同体建设的通知	陕卫体改发〔2018〕109号	陕西省卫健委	通过紧密型医共体建设，进一步完善县域医疗卫生服务体系，提高县域医疗卫生资源配置和使用效率，加快提升基层医疗卫生服务能力，推动构建分级诊疗、合理诊治和有序就医新秩序
2018年12月	关于进一步推进分级诊疗制度有关重点工作的通知	陕卫医发〔2018〕132号	陕西省卫健委	各级卫生健康行政部门要统筹区域内医疗资源，根据医疗服务需求科学规划、布局医联体。组建城市医疗集团和县域医共体以规划为主，主要发挥地市级医院和县医院的牵头作用。组建专科联盟和远程医疗协作网，要充分调动医疗机构积极性，重点发挥国家级和省级医院专科优势，辐射和带动区域内、区域间医疗服务能力提升和医疗服务同质化

续表

时间	政策文件	政策文号	发文机关	主要内容
2018 年 5 月	关于印发改革完善全科医生培养与使用激励机制实施方案的通知	陕政办发〔2018〕26 号	陕西省人民政府	到 2020 年，适应行业特点的全科医生培养制度基本建立，适应全科医学人才发展的激励机制基本健全，全科医生职业吸引力显著提高，城乡分布趋于合理，服务能力显著增强，全科医生与城乡居民基本建立比较稳定的服务关系，城乡每万名居民拥有 2 名合格的全科医生。到 2030 年，适应行业特点的全科医生培养制度更加健全，使用激励机制更加完善，城乡每万名居民拥有 5 名合格的全科医生，全科医生队伍基本满足健康陕西建设需求
2017 年 7 月	关于进一步推进医疗联合体建设和发展的实施意见	陕政办发〔2017〕61 号	陕西省人民政府	新一轮医药卫生体制改革实施以来，我国全民医保体系加快建立健全，基层医疗卫生机构服务条件显著改善，以全科医生为重点的基层人才队伍建设不断加强，基层服务长期薄弱的状况逐步改变，基本医疗卫生服务公平性和可及性明显提升
2016 年 10 月	陕西省改革完善基层卫生专业技术人员职称评审工作实施细则（试行）	陕人社发〔2016〕46 号	陕西省人社厅	加强我省基层卫生专业技术人员队伍建设，提升基层专业技术人员服务水平，鼓励卫生专业技术人员服务基层，为保基本、强基层、建机制和建立分级诊疗制度提供人才支持
2016 年 9 月	关于进一步推进分级诊疗工作的通知	陕卫医发〔2016〕127 号	陕西省卫健委	明确陕西省分级诊疗考核标准，并要求该省各地围绕全科医生体系建设、医疗资源下沉、基层医疗服务能力提升、签约医生制度覆盖、慢性病规范管理等重点工作，制定本地区分级诊疗评价指标体系和考核方案，设置年度量化指标，将分级诊疗实施情况作为年度医改任务的重要内容进行督查考核，并与各地医改资金拨付、有关项目落实挂钩

续表

时间	政策文件	政策文号	发文机关	主要内容
2016年6月	关于印发《陕西省深化医药卫生体制综合改革试点方案》的通知	陕政发〔2016〕26号	陕西省人民政府	坚持问题导向，注重补短板、兜底线、强基层，加快解决深层次矛盾和问题；坚持目标导向，深化供给侧结构性改革，调动积极性，提高群众和医务人员的获得感

二、资金投入持续增加

2013—2017年，各级财政对城市社区卫生服务中心、乡镇卫生院等基层医疗卫生机构的直接补助从1059亿元增加到1808亿元，年均增长14.3%。这笔资金占基层医疗卫生机构总收入的44.2%。在2017年各级财政对供方的直接投入中，投向县乡两级医疗卫生机构的资金占67.5%。国家和陕西省加大了基层卫生的投入力度，集中财力，重点支持，加大项目资金支持力度，分期分批进行卫生院和社区卫生服务机构的基础设施建设和设备投放，改善群众的就医条件。加大了对地方政府的督导和资金到位情况的检查审计，确保地方财政配套部分足额及时投入到位，特别是对基层卫生机构的基本公共卫生补助、基本药物补助、人头经费等必须实行专项补偿，专款专用，确保了工作的正常开展。

三、居民健康需求不断提高

随着经济社会的发展，居民健康意识不断提升，居民健康需求日益增长。同时，由于老年人口快速增加，慢性病患病率逐年增高，生活照料、康复护理、医疗保健、精神文化等健康服务需求呈不断上升的状态。

"十三五"期间，城镇居民医疗保健支出由 2013 年的 1136.1 元上升至 2017 年的 1777.4 元，增幅达 56.45%，占消费性支出比例由 2013 年的 6.1%上升至 2017 年的 7.3%，提高 1.2 个百分点；农村居民医疗保健支出由 2013 年的 668.3 元上升至 2017 年的 1058.7 元，增幅达 58.42%，占消费性支出比例由 2013 年的 8.9%上升至 2017 年的 9.7%，提高 0.8 个百分点。2013—2017 年陕西省城乡居民医疗保健支出见表 6－2。

表 6－2　2013—2017 年陕西省城乡居民医疗保健支出

年份	城镇居民		农村居民	
	人均医疗保健支出（元）	占消费性支出比例（%）	人均医疗保健支出（元）	占消费性支出比例（%）
2013	1136.1	6.1	668.3	8.9
2014	1305.6	6.5	753.9	9.0
2015	1443.4	6.7	846.0	9.0
2016	1630.8	7.1	929.2	9.2
2017	1777.4	7.3	1058.7	9.7

四、国外基层医疗卫生服务能力提升经验值得借鉴

国外成熟的基层医疗卫生服务能力提升实践经验，为陕西省提供了可借鉴经验。国外发达国家对于基层医疗卫生服务体系政策的制定和实践开始较早，已经形成了较为成熟的模式，如英国 NHS，NHS 成功的关键在于有坚实的初级卫生保健作为基础。全科诊所用 20%的资源看全国 80%的病。英国作为国家卫生服务制度的代表性国家，对全科医生的职能定义为：患者需要医疗服务时必须到全科

诊所接受全科医生首诊，不允许直接找专科医生提供医疗服务；除非患者经全科医生诊断为疑难杂症或者超出其治疗能力，才能由全科医生出具证明，将其转给专科医生治疗；转诊后，全科医生仍要对患者的诊疗工作进行管理和协调。澳大利亚的基层医生职能是：全科医生守好健康医疗服务的“门”，为患者提供高质量服务，协调与专科医生的服务，协调成效取决于专科医生对守门人工作的认可程度。德国的门诊开业医生主要负责提供一般门诊检查和咨询服务等。加拿大基于分立型医院模式发展，明确医院主要提供急症和急诊服务，把初级保健交给家庭医生和社区的医疗机构。

除了法律、医保政策等的强制性作用外，国外的基层医疗服务质量也是患者愿意选择基层首诊的主要原因，其优质的服务质量主要体现在全科医师的资质上。像英国、美国、德国、澳大利亚等国家的全科医生培养周期都接近 10 年，并且在取得了资质之后还需完成继续教育。在经济并不发达的“医疗强国”古巴，早在 1983 年就专门制定了全科医生的教学大纲，凡是医科大学的毕业生都需进行为期 2 年的家庭医生业务训练，完成训练后通过考试方能成为家庭医生，成为家庭医生后每周需有半天时间集中学习或培训。此外，一些国家的基层医疗卫生机构的硬件设施也十分先进，如在美国近 4% 的联合诊所有核磁共振成像设备（MRI），30% 以上的诊所拥有临床实验室和放射科。

上述国家经验在以下方面对陕西省提升基层医疗卫生服务能力具有借鉴意义：一是明确基层医疗卫生服务功能定位。二是研究基层医疗卫生服务能力影响因素。一方面，卫生资源会对基层医疗卫生服务能力产生影响；另一方面，卫生政策因素也会影响基层医疗卫生服务能力。三是研究基层医疗卫生服务能力提升。目前主要从提升医疗卫生人员个体素质等方面进行探讨；另外也可以从医疗卫生机构队伍建设、设备配备、资金拨付、信息技术等方面进行研究。

第四节　威　胁

一、政策冲突

以医联体建设为例，城市医联体与县域医共体之间存在矛盾，城市紧密型医联体形成后，大型医院代管县级卫生服务机构，形成大型医疗集团，提升整体城市医疗卫生服务能力，虹吸县域与农村患者。在此前提下，县域紧密型医共体建设受到影响。调研发现，某关中县所属的乡镇卫生院儿科、妇科卫生人力，被省级妇幼医院虹吸，导致这方面的人才流失殆尽。城市医联体与农村医共体政策掣肘，不利于医改政策目标的实现。

二、政策落实困难

政策设计时有明确的政策目标，然而在政策落实过程中，往往难以实现政策目标。以家庭医生签约制度为例，因管理手段落后，未建成互联互通的信息化管理系统，激励机制不到位，导致家庭医生团队签约面临签而不约、约而不实的问题。调研发现，居民反映，虽然与家庭医生团队签署家庭医生服务协议书，但未感受到服务和优惠项目，所以也不会遵守相应约定，家庭医生签约流于形式。调研发现，县域医共体建设只涉及人才短期培训、义诊等方面，对基层卫生人力的多种职业成长需求并没有充分满足，也未从服务定价、医保支付等方面形成双向转诊机制，导致医共体政策目标难以实现。

三、其他医疗卫生机构对基层患者、医生双虹吸

城市大型医院为了最大限度地接待患者及满足自身发展，不断扩建院区、病房和增加床位，医学院校培养人才有一个较长的过程，因此，城市大医院为了应对扩建的病房和床位所需医技人员的状况，必然要从各个层面虹吸人才，而大医院的工作环境、学术地位、薪酬待遇、设备配置等客观因素，较基层机构存在天然优势。基层工作环境差、吸引患者能力弱，医技人员作为“理性人”以及为职业发展需要，必然选择被大医院虹吸，使得原本就人力资源匮乏、技术力量薄弱的基层医疗卫生机构进一步加剧了人才短缺，基层医疗卫生机构沦落为大医院人才“储备基地”和职业发展的“跳板”。

四、居民对基层医疗卫生机构信任危机

居民对基层医疗卫生机构信任度不足，患病后直接去城市大型医院就医。居民对健康知识知晓率低，对疾病规律认知不足，再加医保市级统筹，使居民拥有更高的就医选择权，报销政策在不同机构报销的差异性，不足以撼动居民“生命为大”的固有思维模式，还有医疗服务信息不对称、居民收入水平的提高，医疗服务质量和生命期望值不断提高等状况，导致居民对基层医疗卫生机构医生诊疗水平产生信任危机，居民就医趋高、趋大、趋上、趋重，促生“看病难”的同时加重了“看病贵”。

基层诊所的现实状况加深了人们对基层诊所的不信任感。首先

是基层诊所医务人才的短缺，基层诊所从业的医生学历，呈橄榄球形状分布，中间部分的医生大多从卫校毕业，两端占比较少，一部分是专科以上学历，另一部分是赤脚医生，无学历。基层诊所医生素质和水平普遍偏低。其次，条件设备简陋，就医环境差。由于资金的限制，诊所的设备也普遍老旧，缺少更新迭代。最后，受到医务人员水平和设备的限制，基层诊所的医疗服务相对简单，开出的药方同质化。缺乏标准化的管理也是导致人们对传统诊所和门诊部信任缺失的重要因素。

第五节　SWOT－PEST 矩阵分析

通过建立 SWOT－PEST 矩阵，从政治、经济、社会和技术这四个维度对基层医疗卫生服务能力的内部优势、劣势和外部机遇与风险进行进一步分析，为其在陕西省医疗卫生服务体系中发挥优势、克服劣势、抓住机遇、化解威胁提供依据。

在政治因素方面，政府政策的支持、相关的制度建设、政策法规的制定等极大地影响着基层医疗卫生服务能力的提升。政府部门的高度重视、陕西省政府的大力推进，都为基层医疗卫生服务能力的提升提供了一个良好的政策环境。但政策的冲突与政策落实问题仍对基层医疗卫生服务能力提升造成一定困难。

在经济因素方面，资金投入持续增加，为基层医疗卫生服务能力的提升提供经济支持，有助于促进完善医疗卫生服务体系。然而，医疗服务价格按照医疗机构的级别来定，基层医疗卫生机构的服务价格比高一级医疗机构的价格要低，收入比较少，没有足够的资金解决医生的合理报酬问题。

在社会因素方面，基层医疗卫生服务能力的提升可以满足居民日益增长的健康需求，为医疗卫生体系发展提供了良好的契机。但是，其他医疗机构患者、医生双虹吸，同时居民对基层医疗卫生机构信任度不高，阻碍了基层医疗卫生服务能力的提升。

在技术因素方面，互联网技术与医药科技结合为提升基层医疗卫生服务能力提供有力手段，国外先进的健康战略发展模式和实施经验可以为提升基层医疗卫生服务能力提供借鉴，但同时必须加强相关理论的研究，以弥补实践经验不足的问题。SWOT－PEST 分析矩阵见表 6－3。

表 6－3　SWOT－PEST 分析矩阵

SWOT 因素	PEST 因素			
	政治（P）	经济（E）	社会（S）	技术（T）
优势（S）	基层医疗卫生机构能力提升受到政府部门的高度重视	基层医疗卫生服务价格低，报销比例高于其他级别医疗机构	基层医疗卫生机构距离近	医药科技进步为基层医疗卫生机构能力提升提供有力手段
劣势（W）	相关的制度建设仍不完善	收入比较少，没有足够的资金解决医生的合理报酬问题	基层医疗卫生机构资源短缺	基层医疗卫生机构缺少治疗必备检查设备
机遇（O）	政府大力推动基层医疗卫生机构能力提升	资金投入持续增加	居民健康需求不断提高	国外成熟制度和已取得的实践经验可以借鉴
威胁（T）	政策冲突，难以落实	—	其他医疗机构患者、医生双虹吸；居民对基层医疗卫生机构信任度不高	相关理论研究和健康战略实践经验不足

第七章

提升基层医疗卫生服务能力国外经验与借鉴

世界各国均将医疗卫生体制改革作为政府推进社会经济体制改革的核心内容，至今没有一个国家可以通过某一个方案来彻底解决医疗卫生体制改革的难题。然而，各个国家在推动自身医疗卫生系统改革过程中，都不约而同地将基层医疗卫生机构当作改革的切入点和重点来抓。具体的改革思路大致可以分为两种，其一是依靠市场来推动改革进程，其二是通过政府干预来推动改革进程。

第一节　美国基层医疗卫生系统改革

在 1960 年以前，美国政府就是全面依靠市场的力量来推动其医疗卫生系统改革进程的，例如，在医疗卫生资源配置上，完全依赖市场的供需关系来进行自由调配，美国居民在成功购买商业医疗保险以后，在任何一家医疗机构就诊，其商业保险均可生效。这一阶段，由于美国各医疗卫生机构尚未获得美国政府的任何财政补助，因此，对于未购买商业医疗保险的美国居民而言，他们因接受医疗服务而产生的医疗费用必须自费全额支付。1960 年以后，美国各地区广泛兴起民权运动，在此背景下，美国政府出台了反贫困计划政策，该政策开始为美国的穷人及老年人提供一些免费的医疗保险服务，并在各地逐步设立一些社区卫生服务机构等。随着反贫困计划政策的逐步推进，美国医疗卫生系统也逐步置于美国联邦政府的管理之下。可见，通过在全美各地设立社区卫生服务机构的方式是美国政府对其医疗卫生系统运行进行干预的主要措施之一。

如今，私立性质的医疗卫生机构和社区卫生服务机构是支撑美国医疗卫生系统顺利运转的主体。其中，社区卫生服务机构虽然都是私立机构，但其建设标准和服务标准却是由联邦政府统一制定的，接受联邦政府的管理，而且向居民所提供的全部医疗服务都属于非营利性质的服务范畴。在 1980 年以后，美国联邦政府对于社区卫生服务机构的干预力度大幅加大：在机构区域规划方面，美国政府规定社区卫生服务机构必须设置在贫困人口聚集的区域，或是设置在整体医疗服务水平偏低的区域；在服务内容方面，各机构要严格按照联邦政府的规定向区域内的居民提供内容全面、服务规范的基本公共卫生服务；在服务对象及价格方面，各机构不得拒绝任何人的医疗服务需求，并且各项医疗服务的价格一定要在患者可承受范围之内灵活定价；在机构董事会成员结构方面，各机构就诊的患者所占的董事会席位比例要大于等于 51%。为了确保各机构在遵守上述规定的基础上能够有序运转，美国联邦政府还建立了针对某些特殊人群的医疗保险服务体系，并从财政资金中划拨出一部分，作为财政补助资金向各个机构发放，以弥补其因降低医疗服务价格而带来的收入损失。

进入 21 世纪后，美国的经济增长速度明显下滑，失业人群和低收入人群的数量开始持续增长，这部分人群由于无力承担高昂的医疗保险费用，而只能通过社区卫生服务机构来享受各项医疗服务，从而严重超出了社区卫生服务机构的承受范围，大部分机构都陷入了入不敷出的困境。为了解决这一难题，美国联邦政府连续多次调高了针对各个社区卫生服务机构的财政补助资金的额度。除此以外，在美国政府的主导推动下，全美社区卫生服务机构的数量也在持续攀升，以 2015 年的统计数据为例，美国社区卫生服务机构的总数量已经达到了 1250 个，而社区卫生服务点的总数量则进一步攀升到了 8000 所左右，上述服务机构和服务点全年接受和诊治的患者累计达到了 2500 万人次左右。美国社区卫生服务机构主要面向两类群体提供医疗卫生服务，一类是没有购买医疗保险的患者，其在机构所接收和诊治的全部患者中所占的比重为 40%；另一类是收入水平较低的患者，所占的比重为 35%。如今，美国的社区卫生服务机构在政府财政资金的大力扶持与有效监督管理下，已经成为支撑美国医疗卫生系统顺利运行的关键力量。随着美国社区卫生服务机构的成立和快速发展，美国医疗公共卫生服务的提供也逐步走向了公平化、均等化的发展道路。然而，由于美国社区卫生服务机构提供医疗服务的成本每年都在持续增加，加上美国人口老龄化进程不断加快，美国联邦政府用于该领域的财政补助资金的规模也在持续扩大。以 2015 年的统计数据为例，在美国所有社区卫生服务机构所实现的全面总收入当中，患者自行支付的费用比例仅占 4%，这就意味着政府所垫付的费用比例高达 96%。而奥巴马政府所推广实施的奥巴马医疗保障改革方案，则通过降低美国居民购买医疗保险的成本来间接地将美国联邦政府每年在社区卫生服务机构方面所投入的财政资金规模控制在合理范围。

通过上述分析可以得知，在 1960 年以前，美国政府主要是依靠市场的力量来推动本国医疗卫生健康事业的发展，其后，随着社区卫生服务机构的成立和快速发展，美国联邦政府通过财政资金扶持和设立服务标准与规范的方式，逐步加强了对本国医疗卫生系统的干预力度，在此基础上，美国的医疗卫生健康安全网络方得以初步建立，并基本实现了对全美居民的有效覆盖，即便是无力承担医疗服务费用的人群也能够通过社区医疗服务机构就诊，使得美国居民在基本医疗卫生服务享受上实现了公平化与均等化。然而，在美国推进其医疗卫生系统改革的过程中，也涌现出了一系列的问题，比如，一方面，美国联邦政府的财政支出水平随着其社区医疗卫生服务成本的持续攀升而居高不下，使得美国财政的支出压力进一步加剧；另一方面，美国社区卫生服务机构和服务站点的整体服务质量水平和效率水平却长期得不到有效提升。

美国社区卫生服务机构主要接收的患者大部分都是低收入人群，这些居民由于无力承担私立医院昂贵的治疗成本而选择到基层卫生服务机构就诊。并且，从功能上来看，美国社区卫生服务机构所提供的都是基本公共卫生服务项目，这一点与私立大医院是完全不同的，这就意味着两者之间不属于竞争关系，更多的是相互协作与补充的关系，这种关系也是由联邦政府通过法律或法规的形式予以保障的。

另外，美国大医院“人满为患”的现象难得一见，除了费用方面的因素外，社区卫生服务机构之所以能分流大批患者，还与两个因素息息相关：一是同质化的医学教育，无论是去大医院还是去社区医院，医学毕业生都必须经历4年本科教育、4年医学教育、3~5年住院医师规范化培训，并经过严格考核，社区医院与城市大医院的基本医疗服务具有大致相当的水平；二是美国联邦政府与州政府对去社区医院工作的医学生制定了具有强烈引导作用的优惠政策，例如免除约20万美元的医学教育阶段学费、保证社区医院与大医院的薪酬大致相同、为配偶提供工作机会、为子女提供上学支持、对外籍人员优先发放绿卡。

第二节　英国全科医生培养模式

在英国，所有居民都可以无偿享受各项基本公共医疗卫生服务，并且这一制度在“二战”结束以后就开始逐步确立并全面推行。于1948年发布实施的《国家卫生服务法》则是该项制度确立的标志。在该部法律当中，明确规定，英国为其居民所提供的全部医疗卫生服务的费用都由联邦政府来买单，其资金主要来源于联邦政府每年的税收收入。基于这一规定，英国国家卫生服务制度（NHS）正式确立，而英国联邦政府则通过财政资金扶持的方式对其整个医疗卫生系统进行协调和监管，确保所有的英国居民都可以享受到无差别的、无偿的基本公共医疗卫生服务。英国的所有基层医疗卫生机构都必须根据全科医生（General Practitioner，GP）制度的规定来开展各项服务业务。英国所有居民（不包括急诊患者）在就诊时，首先接诊的医生一定要是与居民签约的全科医生，如果患者需要转到其他医院来诊治病情，必须要在全科医生同意以后，方可转诊。除此以外，全科医生所获得的全部工资也都是英国联邦政府在其财政收入中划拨一部分来支付的。在该项制度下，英国政府可以随时根据各地医疗服务需求来合理配置各项医疗卫生资源。并且，英国国家卫生服务制度当中所规定的首诊政策、全民免费享受政策一直沿用至今。进入1990年后，为了适应时代发展需求，英国政府对其基层医疗卫生机构的管理机制做出了一些调整。

1990年，英国联邦政府颁布实施了社区保障法案，一年以后，全科医生基金模式（GP Fundholding）就初步构建完成，并开始有序推行。1997 年以后，全科医生基金模式受到了大部分全科医生的欢迎，加入该模式的全科医生在英国全科医生总数中所占的比重达到了 57%。在实施全科医生基金模式以前，英国的基层医疗卫生机构全部都是在联邦政府的全面监管下运行的，而实施以后，英国的基层医疗卫生管理制度就具备了半市场化调节的属性。比如，英国政府依据加入基金模式的全科医生每一年实际接待和诊治的患者数量，向他们提供对应数额的财政补助资金，该部分资金仅限于药品的购买和基本公共卫生医疗服务的提供，由全科医生根据自身实际需求来进行支配和使用，包括每年剩余的资金部分。通过对比基金模式和非基金模式下的全科医生的基本公共卫生医疗服务提供情况发现，在实施全科医生基金模式以后，不仅住院患者的数量得以降低，幅度在 5% 左右，全科医生接待和诊治患者的效率、整体服务水平也得以明显提升。但是，英国审计委员会经过调查指出，自全科医生基金模式实施以来，许多加入该模式的全科医生为了尽可能地为自身创造更多利益，而逐步忽视了自身在提供基本公共医疗卫生服务方面的责任。其后，英国联邦政府于 1998 年全面叫停了全科医生基金模式。对此，部分学者却对此持反对态度，他们指出，英国联邦政府之所以废除全科医生基金模式，并非因为该模式存在某些弊端，而是英国政党斗争的结果。

在 2000 年，英国联邦政府颁布实施了针对基层医疗卫生机构改革的 NHS 规划，以机构重组的方式将其性质转变成了初级卫生保健信托（Primary Care Trusts，PCTs）。进入 2004 年后，英国基本实现了对全部基层医疗卫生机构的性质转变，即该机构又全面置于英国联邦政府的管制之下，全面推行 PCTs 以后，英国政府重新掌握了对各项基层医疗卫生资源的配置权，在这一时期，英国居民所享受到的各项基本公共卫生服务项目均是由 PCTs 直接提供的，随着 PCTs 规模的持续扩大，英国每年用于支持 PCTs 的财政资金规模也在不断扩大，这部分资金在英国全年卫生财政预算经费中所占的比重一度高达 80%。自推行 PCTs 以来，英国的基层医疗卫生服务的质量与效率水平有了显著的提高，与 2000 年相比，2009 年，英国男性居民和女性居民的平均寿命均有不同程度的增长；2009 年，英国新生婴儿死亡率也实现了小幅下降。当然，随着 PCTs 规模的持续扩大，英国联邦政府每年都要支付大量的管理费用，财政支出压力不断加剧。进入 2013 年以后，英国联邦政府正式在全国范围内叫停了 PCTs，理由是医疗卫生资源必须要依据市场规律方可以实现最佳的配置状态。

2012 年，英国联邦政府颁布实施了健康和社会保障法案，根据该法案的规定，临床委托集团（Clinical Commissioning Groups, CCGs）正式替代了 PCTs，并全面接管了后者总价值高达 600 亿英镑的医疗卫生资源。在 CCGs 模式下，负责向英国居民提供医疗卫生服务的机构数量达到了 200 个，其中占比在 66% 左右的机构都属于私立机构。进入 2013 年后，随着 CCGs 模式的全面推行，英国的基层医疗卫生资源基本上是在市场机制的调配下进行自由流通的，并一直延续至今。但是，关于英国联邦政府是否应该减少对基层医疗卫生机构运行的干预，以真正实现市场化运作，英国各界人士至今也没有针对该问题达成一致意见。

通过上述分析可以得知，英国的基层医疗卫生机构自 1948 年正式成立以来，其运行方式先后经历了四次大的调整和变化，依次为在政府的全面监管下运作、在市场的调节和政府的干预下运作、在政府的全面监管下运作、以市场机制为主和以政府调节为辅进行运作。就其功能定位而言，自确立以来，始终都是为英国所有居民提供医疗卫生服务，同时首诊政策与免费享受政策也一直延续至今，尤其是转诊政策为英国转诊制度的全面落实打下了坚实基础。

另外，英国是全科医生的发源地，其最大的医学专业正是全科医学。在英国现有的全部医生当中，全科医生的比重高达42%，由于英国构建了十分健全的全科医生培养制度，并配套实施了严格的全科医生准入制度，所以，在以全科医生为基层医疗卫生服务提供主体的前提下，全国90%的服务需求都由此得到了较好满足，且全科医生在这一方面的医疗服务支出仅占到了全部支出的9%。对于全科医生来说，通过提供该项服务，其收入水平和社会地位均直线上升。对于整个英国社会而言，通过对基层医疗卫生资源的合理配置与充分利用，避免了浪费。

英国的全科医生培养机制十分成熟，整个培养的过程十分漫长，从入门到培养完成所需要的时间通常都在10年以上，比如，医科学生需要在本科教育方面花费5年时间，在基础教育方面花费2年时间，毕业以后，在诊所实习的时间也长达3年之久。除此以外，英国皇家全科医师学会还要针对医科学生的从医资质进行考核，通过以后，方能获得由其颁发的执业资格证书，正式跨入全科医生行业。值得一提的是，实习医生的带教教师是否认可其学生的工作能力也非常重要，因为英国皇家全科医师学会通常会以此为据来决定是否向学员颁发执业资格证书。由于英国所构建的全科医生培养机制和准入机制十分完善，且全科医生执业资格取得的难度非常之大，因此，全科医生自身的医学素养和提供医疗卫生服务的能力均相对较高，从而使得全科医生在英国国民心目中的地位也非常之高。英国所构建的社区首诊制度之所以能够全面落到实处，就在于英国培养了一支规模庞大的、获得民众认可的高质量全科医生队伍。社区首诊制度还规定，英国的居民想要无偿享受基层公共医疗卫生服务，就必须与某一个全科医生签订针对该项服务提供的约定。在患者

（不包括急诊患者）就诊时，首次接诊的医生一定要是与该患者签约的全科医生，如果患者需要转到其他医院来诊治病情，必须要在全科医生同意以后，方可转诊。

除此以外，英国政府还以建立和实施具有激励性质的全科医生薪酬支付制度的方式，来不断提升全科医生在医疗卫生服务提供方面的积极性。具体来说，NHS 会与所有的全科医生针对医疗卫生服务的提供签订相应的合同，具体根据各个全科医生在提供医疗卫生服务方面所实现的绩效水平的高低来向他们提供不同层次的薪酬待遇，尽可能地让全科医生所获得的总收入接近专科医生。由于全科医生执业资质取得难度非常之大，所以，取得该项资质的全科医生在英国国民中的地位也比较高。

由英国的全科医生所提供的基层医疗卫生服务覆盖了占比达90%的签约患者，全科医生之所以能够留住患者，主要是因为，一方面，英国政府会依据各个全科医生所拥有的签约患者的总数量，来定期向他们提供对应数额的财政补助资金，该部分资金包括药品的购买费用、医疗卫生服务的提供费用以及转诊费用等。全科医生为了减少转诊费用的支出，就会想方设法为签约患者提供高效、高质量的医疗卫生服务。另一方面，如果患者确实需要转诊，而全科医生却强制将其留下来的话，那么当该患者与全科医生所签的合同到期以后，患者就会停止与其合作，并选择新的全科医生来签约。在英国，只有全科医生获得了由皇家全科医师学会所颁发的执业资质以后，才能开设诊所，并且英国政府对此类诊所的规模也没有刻意进行限制。如此一来，英国的全科医生迫于同行竞争压力而不得不努力改善其医疗卫生服务提供能力，以争取更多的签约患者，最终促使英国全科医生在医疗卫生服务提供方面也逐步规范化。

第三节　新加坡医疗保障体系分类

新加坡的基层医疗卫生机构根据性质的不同可以分成三大类，第一类是公立性质的医疗机构，第二类是私立性质的医疗机构，第三类是非营利性福利医疗机构。在由新加坡政府公共单位所提供的医疗卫生服务项目中，二级/三级医疗护理服务所占的比重为80%，而基层医疗护理服务所占的比重仅有20%，除此以外，这些机构还承担着类似保健知识宣传和疾病预防知识宣传等的职责；具体到私营性质的医疗机构来说，在其所提供的医疗卫生服务项目中，二级/三级医疗护理服务所占的比重为20%，而基层医疗护理服务所占的比重仅有80%，除此以外，占比约30%的长期持续护理服务、占比在50%以上的全面保健服务也都是由该机构提供的；以非营利性的医疗机构为例，主要面向特定人群提供长期持续护理服务，所占的比重为70%，这些服务通常是由社区诊所、疗养院以及养老院等机构来负责具体实施的。新加坡的医疗保健制度共由三大部分构成，即保健储蓄（MediSave）、健保双全计划（MediShield）以及保健基金（MediFund），简称3M。以保健储蓄为例，其与我国当前施行的城乡居民医保制度类似，所有居民都必须参与其中，费用按月缴纳，具体缴纳数额是根据参保人员的年龄来确定的，最低为月收入的6%，最高为月收入的8%，费用统一缴纳到各个参保人员所开设的保健储蓄账户中，当参保人员或者其直系亲属因疾病诊治而产生医疗费用后，均可用该账户中的资金来支付医疗费用。以健保双全计划为例，该项资金主要用于支付健康储蓄未涉及的部分重大疾病所产生的医疗费用；具体到保健基金而言，主要是面向新加坡的低收入群体而提供服务的。总体来看，新加坡的医疗机构是由位于底层的社区性医疗机构和位于上层的综合性医院共同构成的，其中前者主要负责提供各项基层医疗卫生服务与保健服务，而后者则主要提供综合性的医疗卫生服务。新加坡政府当前所推行的医保制度具有两大优势，其一，以减免医疗费用的方式引导和鼓励患者主动到基层医疗卫生服务机构进行首诊，减免的比例最小为10%，最大为20%；其二，当患者需要住院治疗时，患者只需支付部分比例的住院治疗费用，具体根据病房的等级来确定，最低为20%，最高为80%。

第八章

提升基层医疗卫生服务能力对策建议及措施

第一节　管理层面

一、建立紧密型县乡医共体，形成利益共同体

行政命令式的技术帮扶和横向整合无法从根本上提升基层医疗卫生机构服务能力，政策合作只是将合作视为工具，是一种实现本部门利益的被动行为，政策协调是建立在互利共赢基础上的合谋行为。而政策整合则是以利益共同体为核心进行塑造，以期实现共同价值目标，其协调程度最高。激励机制主导的紧密型县域医疗共同体（简称“医共体”）建设应该是一条有效的政策整合途径，一些成功的省份其医共体经验值得学习借鉴。紧密型医共体改革不同于以往的以技术帮扶为纽带的医联体和以合作共赢为基础的松散型医共体，涉及诸多重大利益机制调整。紧密型医共体改革目标的实现，

需要统筹布局城乡医疗卫生资源，打破原有医院管理体制和运营机制，重构县域医疗卫生服务新体系。因此，需要通过发挥政府元治理角色，推进紧密型医共体建设，实施以县级医院为龙头、乡镇卫生院为枢纽、村卫生室为基础的县乡村一体化管理，使县级医院、乡镇卫生院与村卫生室实现人、财、物统一管理，从而让三者成为真正的利益共同体。一方面，通过人、财、物利益协同机制的形成，使得三者利益一体化，三者树立整体利益最大化目标，在医保支付方式改革的背景下，县医院会自觉将有限资源用于成本效益更高的服务；另一方面，在医共体内，为提供连续性的诊疗服务，县医院所掌握的优质卫生资源将主动下沉，即通过县医院对基层的技术帮扶、人才输送以及各类医技辅助科室技术共享，既能使基层医疗卫生机构的服务能力得到充分提升，还能真正为患者节约费用，实现为群众提供方便、优质、经济的整合型医疗卫生服务。

二、理顺基层医疗卫生机构人员管理体制

完善编制体制改革，一方面，要不断对编制标准的实施情况进行评估反馈，对标准不断进行动态调整，编制总量的核定应该要考虑到医疗卫生单位自身收入的状况和每年财政拨款的情况适当地增加或者减少，根据农村基层医疗卫生机构的服务人口、年门诊人次量、出院者占用病床天数的具体数据，便于核定编制、易于管理。另一方面，由“身份管理”向“岗位管理”转变，对于县级医院在岗不在编人员，可通过考核安排到卫生院工作，并给予优先招聘、晋升机会。改革中高级职称名额分配单纯以医疗卫生机构为单元按人头比例分配的做法，实行全县（区）统筹，确保每个机构都有一定数量的中高级职称名额，使长期在基层服务的医疗卫生人员都有

合理的职称晋升机会。

三、加强基层医疗卫生机构吸引人才的制度建设

基层“硬件”建设固然重要，但“软件”建设也必须同步，人才队伍建设是医疗卫生机构最重要的“软件”建设工程。国家对于如何培养、培训符合基层医疗卫生机构需求的人才，特别是针对中西部地区制定了很多政策和帮扶措施，但西部地区在吸引人才和留住人才过程中，有不可回避的自然环境、经济发展水平的劣势。因此，针对中西部地区吸引人才还应该有更多的财政支持、政策激励，例如，在优秀医学毕业生中选拔愿意到基层机构服务的学生，国家应该针对这些志愿者，给予流入、流出的政策激励，特别是学生签约服务期满后的发展出口要有明确的政策倾斜，以及对服务期满仍愿意留在基层的学生，更应该有政策倾斜，解决志愿到基层机构服务人才的后顾之忧。

第二节　运行层面

一、完善政策顶层设计，加大基层医疗卫生人才的培养力度

卫生行政部门要制定中长期基层医疗卫生人才的培养、培训规划。在加快全科医学人才培养的同时，加快公卫医生、护士、医技、健康管理师、健康管理指导员等现实急需、紧缺人才的培养，通过

在职培训、转岗培训、社会招募培训等途径，逐步增加公卫医生、护士、医技、健康管理师、健康管理指导员在基层卫生技术人才队伍中的占比，优化基层医疗卫生人才队伍结构。加大面向基层的定向培养力度，通过培训、进修、对口支援等方式，培养一批“下得去、用得上、留得住”的基层医疗卫生人才。

二、完善激励性收入分配机制

1. 健全基层医疗卫生机构绩效工资制度

提高基层医疗卫生机构对两个“允许”的认识，各地根据实际情况，允许提高奖励性绩效工资的比例，适当降低基础性绩效工资的比例。奖励性绩效工资要向关键岗位、业务骨干和做出突出贡献的工作人员倾斜，合理拉开收入差距，以调动基层医疗卫生人员的积极性。对户口不在本地的基层医疗卫生人员发放一定的住房补贴，对长期在基层医疗卫生机构服务的人员在职称评聘时给予照顾。

2. 允许提取一定比例的医疗结余用于奖励职工

管理部门可委托第三方研究机构，结合县域情况，制定更加科学合理的基金结余分配方案。当基层医疗卫生机构有收支结余时，可从结余分配转入资金中提取一定比例用于职工绩效考核奖励，以调动基层医疗卫生人员的积极性。

三、完善绩效考核制度

绩效考核制度是推进改革的动力机制。以服务数量、质量、效果和居民满意度为核心的机构考核和内部岗位考核不仅调动了基层医疗卫生人员的工作积极性，也在一定程度上规范了基层医疗卫生机构的行为。具体操作可由当地多个部门组成考核组织，以管理绩效、基本医疗和公共卫生服务的数量和质量、服务对象满意度、居民健康状况改善为主要指标对基层医疗卫生机构进行综合量化考核，将考核结果与财政资金拨付挂钩。由基层医疗卫生机构组织考核班子，对职工完成公共卫生、基本医疗服务任务的绩效进行考核，将考核结果与职工个人收入挂钩，通过按岗定酬、按绩取酬的内部分配激励机制，有效激发医疗卫生人员工作积极性，提升服务水平和能力。

四、加强中医等特色学科建设

针对目前基层医疗卫生机构人才短缺、服务能力不强等问题，可加强中医等特色学科建设。调研发现基层机构的中医特色服务对居民有较强的吸引力。首先，中医具有一人成医的特点，一名经验丰富的中医医生无须按照西医对内、外、妇、儿等各个临床专科提供分科的医疗服务，即可对患者发生的各类疾病作出基本判断；其次，中医作为我国的传统医学，在民间有着良好的群众基础。调研发现，一个当地群众认可的中医医生，能带动整个基层医疗卫生机构的发展。因此，中医是未来基层提升医疗服务能力的发展方向之一。另外，针对基层受到群众广泛认可的、具有特色学科专长的老医生，应该予以额外补偿，采取返聘、特聘等方式，鼓励其在基层发挥学科带头人的作用，加强基层医疗卫生机构医疗服务能力建设。

第三节　保障机制

一、完善医保支付政策

结合地区常住人口、经济发展水平，合理设置基层医疗卫生机构医保起付线、次均费用。医保各项补偿标准应向基层机构倾斜，在加强医保监管的基础上，鼓励基层医疗卫生机构开展基本医疗服务，进而达到提升其基本医疗服务能力的目的。另外，在紧密型县域医共体建设上，针对辖区居民流行病学特征，制定各级医疗卫生机构提供适宜服务的清单，根据各级医疗卫生机构医疗服务能力，调整各级医疗卫生机构的医保报销政策比例，对紧密型医共体实施以总额预付为主，按病种付费、按项目付费等为辅的复合型付费方式，真正发挥医保控费功能。

二、完善基层药物配备政策

根据辖区内居民患病的流行病学与常用药情况，在国家基本药物目录下扩增相应的高频次使用药品，依托紧密型县域医共体建立县域药、耗共体，减少基层因药品不足而造成的患者流失。

三、提高信息化建设水平

以医共体建设为突破口，在政府各部门支持下，发挥县医院的龙头作用，全力支持农村基层医疗卫生机构的信息化建设。通过医疗卫生服务信息化平台建设，实现县、乡、村三级医疗卫生机构诊疗信息的联通，为医共体内部医疗卫生机构精细化管理、人员绩效考核以及医保结算等业务管理提供技术平台。

四、发展基于先进设备支持的分级诊疗应用模式

首先，与国内高等院校或科研机构联合，基于分级诊疗需求，研发符合基层医疗卫生服务特点的先进设备及软件系统，并将其进一步工程化、标准化；其次，通过先进设备的示范应用，形成基于该先进设备支持的分级诊疗应用模式，从技术角度破解优质医疗资源共享难题，解决基层医疗服务能力不足等问题，探索分级诊疗有效技术途径和高效运行模式。

参考文献

[1] 叶江峰，姜雪，井淇，等．整合型医疗服务模式的国际比较及其启示［J］．管理评论，2019，31（6）：199－212.

[2] 唐星月，张清．国内外慢性病管理模式的比较研究［J］．中国全科医学，2017，20（9）：1025－1030.

[3] 李湘江，李士雪，郝晓宁．澳大利亚社区卫生服务运行机制和管理模式研究［J］．中国卫生事业管理，2007（5）：351－352.

[4] 容志．大数据背景下公共服务需求精准识别机制创新［J］．上海行政学院学报，2019，20（4）：44－53.

[5] 赫尔曼·哈肯．协同学：大自然构成的奥秘［M］．上海：上海译文出版社，2005.

[6] 丁煌，汪霞．地方政府政策执行力的动力机制及其模型构建：以协同学理论为视角［J］．中国行政管理，2014（3）：95－99.

[7] 陈雯艾，罗义国，廉养杰，等．新时代基层医疗机构全科医生人力资源现状思考［J］．中国农村卫生，2020，12（11）：11－14.

[8] 潘伦，何坪，邓福忠，等．重庆、云南、贵州三省市基层中医全科医生岗位工作任务调查研究［J］．中国全科医学，2019，22（12）：1468－1473.

[9] 周小兰，刘华，门可．陕西省护理人力资源配置现状及公平性分析［J］．中国护理管理，2016，16（5）：674－677.

[10] Moosa S，Gibbs A. A focus group study on primary health care in Johannesburg Health District，South Africa："We are just pushing numbers"［J］. Official Journal of the South African Academy of Family Practice/primary Care，2014，

56 (2): 147.

[11] 吴文娟，兰丽娜．基于非整秩次秩和比法综合评价北京市社区卫生服务现状［J］．中国卫生经济，2020，39（7）：72－74.

[12] 张怡青，王高玲．基于熵权－TOPSIS法的我国基层医疗卫生机构服务能力差异性分析［J］．中国卫生事业管理，2018，35（7）：509－512.

[13] Tham R, Buykx P, Kinsman L, et al. Staff perceptions of primary healthcare service change: influences on staff satisfaction [J]. Australian Health Review, 2014, 38 (5): 580 - 583.

[14] 张怡青，王高玲．基于DEA和RSR的我国基层医疗卫生机构服务效率评价［J］．中国卫生事业管理，2019，36（4）：261－265.

[15] 杜涛．我国31省（市）基层医疗卫生服务效率评价［J］．延安大学学报（社会科学版），2019，41（5）：88－95.

[16] 袁林林，邵雨辰，任乐濛，等．新医改以来我国社区卫生服务机构人员绩效考核实施进展［J］．中国全科医学，2018，21（28）：3417－3422，3429.

[17] 刘继霞，欧阳伟，肖立新，等．基于服务当量值的社区卫生服务岗位绩效管理的实践探索与效果评价［J］．中国全科医学，2017，20（22）：2698－2702.

[18] 徐锌，王迪娜，王道森，等．杭州市居民基层医疗卫生服务满意度及影响因素分析［J］．预防医学，2020，32（10）：977－982.

[19] 鄢错灵，游江南，洪宝林，等．雄县基层医疗卫生服务居民满意度调查［J］．卫生软科学，2018，32（11）：59－63.

[20] 张靓，董恒进，郜琳，等．居民就诊意愿与基层医疗服务能力研究：以浙江兰溪为例［J］．卫生经济研究，2016（8）：19－22.

[21] 李华，徐英奇，高健．分级诊疗对家庭医疗经济负担的影响：基于基层首诊视角的实证检验［J］．江西财经大学学报，2018（5）：49－61.

[22] 李志农，蓝文思，刘虹每．云南藏区基础医疗卫生服务非均等化调查研究［J］．贵州民族研究，2018，39（8）：55－60.

[23] 邱越. 基本医疗服务可及性的影响因素与提升路径 [D]. 杭州：浙江大学，2017.

[24] 何子英，郁建兴. 全民健康覆盖与基层医疗卫生服务能力提升：一个新的理论分析框架 [J]. 探索与争鸣，2017 (2)：77-81，103.

[25] 姚瑶，崔宇杰，赵汗青，等. 基层医疗卫生服务供给影响因素及其区域差异实证分析 [J]. 中国卫生经济，2019，38 (1)：56-59.

[26] 赵黎. 发展还是内卷？——农村基层医疗卫生体制改革与变迁 [J]. 中国农村观察，2018 (6)：89-109.

[27] 徐烨云，郁建兴. 医保支付改革与强基层战略的实施：浙江省县域医共体的经验 [J]. 中国行政管理，2020 (4)：102-108.

[28] 赵大海. 我国城市社区卫生服务机构的公益性研究：基于财政投入与工作动机的比较 [J]. 中国行政管理，2018 (12)：72-77.

[29] 涂炯，吴少龙. 政党意识形态与卫生政策：英国国民健康服务体系变迁的政治学 [J]. 甘肃行政学院学报，2015 (6)：49-59，126-127.

[30] 何子英，郁建兴. 全民健康覆盖与基层医疗卫生服务能力提升：一个新的理论分析框架 [J]. 探索与争鸣，2017 (2)：77-81，103.

[31] 赵大海. 中国公众对医疗卫生系统的信任及其影响因素研究 [J]. 浙江大学学报（人文社会科学版），2019，49 (1)：67-79.

[32] 胡玉杰. 地方医疗卫生公共服务供给效率的区域差异性 [J]. 系统工程，2018，36 (5)：150-158.

[33] 牟燕，刘岩，吴敏，等. 乡镇卫生院人才队伍建设存在的问题及对策研究 [J]. 中国卫生事业管理，2020，37 (2)：114-117，156.

[34] 王丽荣，田珍都. 基层医疗服务能力提升的政策障碍和改进建议 [J]. 社会治理，2019 (12)：73-77.

[35] 刘笑，闵锐. 基层医疗卫生机构医疗服务能力态势分析及提升对策研究 [J]. 中国医院，2020，24 (7)：25-28.

[36] 单海燕，祁慧萌，于晓松. 英国的全科医学发展模式及其对我国的启示 [J]. 中国全科医学，2017，20 (7)：763-767.

[37] 司俊霄，柯雄．整体性治理语境下紧密型县域医共体改革研究［J］．中国农村卫生事业管理，2020，40（8）：562－567.

[38] 赵航．H县基层医疗卫生服务能力建设研究［D］．广州：华南理工大学，2020.

[39] 叶珊．河源市基层医疗卫生机构公共服务能力建设的研究［D］．武汉：华中师范大学，2017.

[40] 佘维维．农村基层医疗卫生机构服务能力提升研究［D］．长沙：湖南农业大学，2016.

[41] 童枢．新医改背景下普洱市基层医疗卫生机构服务能力提升研究［D］．昆明：云南财经大学，2016.

致　谢

本书完稿之际，恰逢将扶贫纳入乡村振兴战略，按照党的十九大提出的决胜全面建成小康社会、分两个阶段实现第二个百年奋斗目标的战略安排，明确了实施乡村振兴战略的目标任务阶段，基层卫生服务能力为乡村振兴劳动力保驾护航，基层卫生服务能力一直是我国医疗卫生服务体系最重要的网底，无论是体系的完善还是体系的高质量发展，都要依靠基层卫生服务能力改革发展来对接城市的医疗卫生体系，否则居民健康服务的公平性、可及性都会受到影响，这是本研究的初心。

感谢陕西省社会科学基金的支持，使本研究得以顺利开展，感谢陕西省卫健委基层处及杨三忠处长的大力协调，使项目得以圆满完成，并提升了研究团队对该主题的研究水平。

本书由毛瑛任主编，宁伟博士撰写了第一章、第二章与第八章，谢涛博士、柳锦楠博士、鲁永博博士撰写了第三章，缪祥虎硕士撰写了第四章，于泽孺博士撰写了第五章，张静雅博士撰写了第六章，李浩然博士撰写了第七章，在此一并致谢！

毛　瑛